CLINICAL BASIS AND APPLICATION OF STICKY BONE
黏性骨块临床基础及应用

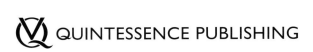

QUINTESSENCE PUBLISHING

Berlin | Chicago | Tokyo
Barcelona | London | Milan | Mexico City | Paris | Prague | Seoul | Warsaw
Beijing | Istanbul | Sao Paulo | Zagreb

CLINICAL BASIS AND APPLICATION OF STICKY BONE

黏性骨块
临床基础及应用

主编 撒 悦 李 军

北方联合出版传媒（集团）股份有限公司
辽宁科学技术出版社

主编简介

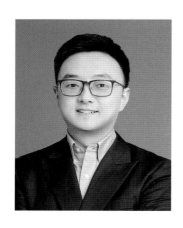

撒　悦

DDS，MD，PhD，副教授，副主任医师，硕士生导师
武汉大学和荷兰Radboud University双博士学位
任职于武汉大学口腔医院修复科
中华口腔医学会口腔修复学专业委员会委员
中华口腔医学会口腔美学专业委员会委员及全国青年讲师
全国卫生产业企业管理协会数字化口腔产业分会专家委员会常务委员
国际口腔种植学会（ITI）专家组成员
"Dr. 悦读"公众号创办人及主理人

参与口腔种植多部著作的编写和翻译工作，包括：《美学区单颗牙种植修复ABCD原则》《美学区即刻种植9个关键三角》主编，《磨牙区即刻种植精要》主译。师从著名修复专家、中华口腔医学会口腔修复学专业委员会第五届主任委员王贻宁教授和国际著名生物医学组织工程及种植专家John Jansen教授。曾受国际口腔种植学会奖学金（ITI Scholar）资助，在美国印第安纳大学种植中心进行种植和修复的高级研修。主持多项国家级、省部级基金，以第一或通讯作者发表SCI文章26篇，其余SCI和中文文章20余篇。

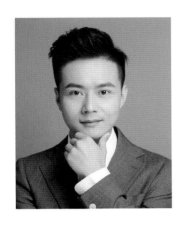

李 军

口腔临床医学硕士
毕业于吉林大学口腔医学院
天津医科大学口腔临床博士在读
广东省保健协会数字口腔分会常务委员
广东省临床医学学会牙种植学专业委员会委员
广州布谷口腔/布谷菁英培训中心创始人
"李军i分享"公众号及线下公益沙龙发起人

参与口腔种植多部著作的编写和翻译工作，包括：《骨增量种植修复图解》《中国口腔种植临床精萃（2016—2019年卷）》编委，《数字化牙科革命：学习曲线》《磨牙区即刻种植精要》主译。获2项国家发明专利、10项国家实用新型发明专利。"李军骨增量系列"发明人。获第七次BITC口腔种植病例大奖赛骨增量主题一等奖、中华口腔医学会第十次全国口腔种植学会大会"优秀青年研究奖"、第九次全国口腔种植病例大赛三等奖。

编者名单

主编　撒　悦　武汉大学口腔医院

　　　　李　军　广州布谷口腔

编者　贾淑清　武汉大学口腔医院

　　　　吴鸿昭　武汉大学口腔医院

　　　　宋文娟　武汉大学口腔医院

　　　　贺志肖　武汉大学口腔医院

　　　　王晓歌　广州莲之花口腔

　　　　肖湘水　广州莲之花口腔

序一

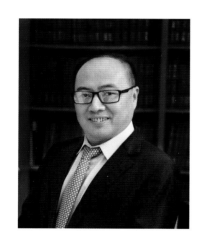

很高兴看到撒悦副教授和李军医生的新作——《黏性骨块临床基础及应用》即将面世。受邀为本书作序，让我能够对书中内容先睹为快。

本书可以说为广大读者了解黏性骨块提供了一个全面而深入的视角。开篇详细介绍了血浆基质及其发展历史，让读者对黏性骨块的技术背景有了清晰的认识。紧接着，作者进一步梳理了黏性骨块的发展历史及其在口腔各类骨缺损重建中的应用现状。在本书核心部分，作者详细介绍了黏性骨块的制作方法及其在具体临床病例中的应用。从牙槽嵴保存、即刻种植再到复杂的骨缺损修复、牙周组织再生等，黏性骨块都展现出了其独特的优势和显著的效果。这些真实的临床病例不仅让我们对黏性骨块的临床应用有了更深刻的认识，也为我们提供了十分宝贵的临床经验。

本书另一大亮点在于，书中不仅展示了大量的病例图片完整性和精美度均非常高的临床病例，并且每一个病例都十分详尽地呈现了患者基本信息、病史、临床检查、诊断、治疗计划分析、治疗经过与结果，可以说，本书还是一本十分珍贵的临床病例精粹。

　　总的来说，这是一本内容全面、病例丰富、实用性强的医学专著。相信本书的出版，必将使广大种植同行从中受益，从而为我们更从容地做好骨增量助力。

　　撒悦和李军两位年轻后辈，让我们看到种植界后起之秀的非凡实力，令人欣慰。感谢他们为口腔种植临床工作做出的重要贡献！

教授，主任医师，博士生导师

国家口腔医学质控中心种植专业组组长

中华口腔医学会口腔美学专业委员会主任委员

中华口腔医学会口腔种植专业委员会候任主任委员

序二

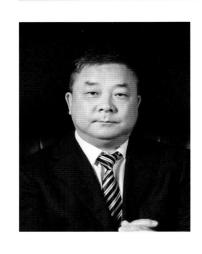

随着种植治疗技术的发展，骨结合的实现逐渐成为可控且较易达成的基础目标。然而，临床上经常会遇到骨量不足的情况，需要进行骨增量手术。目前针对骨量不足的重建方法有很多种，均有不同的特色。对患者跟医生而言，相对简单且可预期的骨增量技术是临床诊疗中的首选方案。

撒悦副教授与李军医生共同编写的《黏性骨块临床基础及应用》即将问世，本书逻辑清晰，分两部分：第一部分为黏性骨块的理论基础部分，参考大量的文献回顾了黏性骨块（sticky bone）的发展历史；第二部分为黏性骨块的临床应用部分，从黏性骨块的制作过程辅之以视频，以一种更为直观的形式将临床的细节呈现。本书提供了大量的临床病例，包含了黏性骨块在牙槽嵴保存、即刻种植、上颌窦底提升、牙周再生等领域的应用，图文并茂，并辅以一定说明，使读者对黏性骨块的制作流程及临床应用场景有了全面的认识。本书内容之考究，图片之丰富，逻辑之清晰，作者和他们的团队付出的心血可见一斑。

借此《黏性骨块临床基础及应用》出版之际，衷心祝贺！

二级教授，一级主任医师，博士生导师

中华口腔医学会副会长

中国医院协会口腔医院分会副主任委员

中华口腔医学会口腔种植专业委员会副主任委员

教育部高等学校口腔医学类专业教学指导委员会委员

前言

PREFACE

不可否认，种植义齿已经成为了当今社会人们牙齿缺失的主要修复方式。尤其在"种植牙集采"落地之后，越来越多的人开始选择种植牙来恢复美观和功能。然而，我们在日常接诊中，发现有相当比例的患者因为牙槽骨骨量不足而需要进行植骨手术，这无疑给医生和患者都带来了困扰及挑战。

面对纷繁复杂的骨增量技术，引导骨再生（guided bone regeneration，GBR）是临床上使用最多，也是被长期观察证实有效的一种术式。但因为GBR技术敏感性高，不同医生做出来的结果可能千差万别。除了患者本身的解剖等风险因素，不同医生对于骨增量中"PASS"原则，尤其是"稳定原则"的理解和掌握各不相同。因此，有没有一些临床可借鉴的"小技巧"来帮助医生简化手术，提高骨增量预期一直是我思考的问题。

偶然的机会，我在一次欧洲骨结合学会（EAO）的国际专家演讲中，发现通过将患者自身的血浆基质制品和骨粉混合，可以将原本松散的骨粉制备成团块状的植骨材料。血浆基质制品的"黏性"，可以帮助增加骨粉的稳定性。再进一步查阅文献可知，这种黏性骨块（sticky bone）的方式，确实可以方便医生的GBR操作并改善植骨预后结果。

之后，我便在临床上用黏性骨块尝试了各种骨增量手术，从简单的牙槽嵴保存术到复杂的垂直向骨增量。有成功，有失败，有惊喜，也有遗憾。在和同行交流时，欣闻好友李军医生也同样关注并且尝试了这种方式。于是，我们两个决定将黏性骨块的各种临床应用做一个总结，并考虑像我的前两本书《美学区单颗牙种植修复ABCD原则》和《美学区即刻种植9个关键三角》一样，将总结编写成书，供同行参考讨论。

在此，特别感谢辽宁科学技术出版社的陈刚社长和殷欣编辑对本书提出的宝贵建议。作为年轻的临床医生，我们在编写此书时放弃了综述太多艰深的基础理论，而只保留了和临床关系密切的必要知识回顾，重点放在黏性骨块的各种临床应用，并且不局限于单纯的种植方面应用，而是扩大到牙周甚至多学科的复杂应用。希望我们在临床上的一点点工作经验和教训，可以帮助大家。也欢迎大家多多提出宝贵意见，鞭策我们不断进步。

2024年5月

目录

CONTENTS

目录

CONTENTS

STICK to the BONE augmentation

与君一起，坚持探索，携手创新，

共创种植骨增量新篇章！

PART

1

第一部分

THEORETICAL BASIS OF STICKY BONE

黏性骨块的理论基础

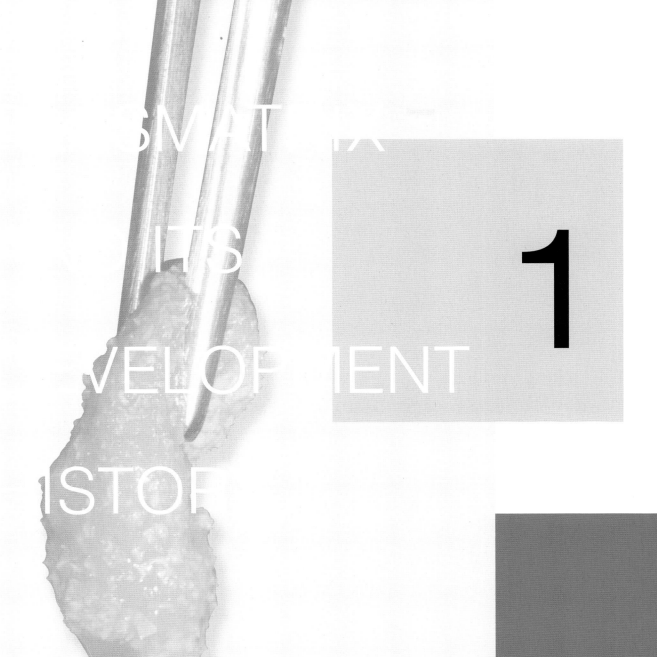

第1章　血浆基质及其发展历史

引言

血浆基质（plasmatrix）又称为血小板浓缩物（platelet concentrates），其生物活性来源于自身外周循环血中的血小板，可以通过凝血作用促进伤口愈合。血浆基质的研发离不开输血医学的发展，其目的在于预防和治疗严重的血小板减少引起的大出血[1]。后来随着研究深入，学者们发现血浆基质中的自体细胞、纤维蛋白原和生长因子有着促进组织再生的潜能，可以通过离心处理来分层制备其中的重要成分，并应用于不同的手术中[1]。血浆基质已有20多年的应用历史，除了被广泛用于人体软硬组织再生、毛发再生、促进伤口愈合、骨关节炎等的治疗[2]，也为口腔治疗带来重大的改变。血浆基质在种植手术骨增量、牙髓再生中辅助根尖孔闭合、牙周软组织再生、牙周骨缺损再生、牙槽嵴保存术以及上颌窦底提升术等术式中均有应用[3]。本章就血浆基质的基本成分、发展历史以及不同血浆基质的特性进行介绍。

血浆基质中的三大作用成分

自体细胞

血浆中主要的自体细胞为血小板，其次为白细胞和少量的免疫细胞。血小板以未激活状态储存在人体血液当中，一旦被激活，血小板开始改变形态并互相桥接，进而释放血小板α颗粒（血小板中含有生长因子的颗粒）中的生长因子，其中包括血小板衍生生长因子（platelet derived growth factor，PDGF）、转化生长因子-β（transforming growth factor-β，TGF-β）、表皮生长因子（epidermal growth factor，EGF）和胰岛素样生长因子（insulin like growth factor，IGF）等。这些生长因子最长可持续释放超过7天，为伤口愈合提供更稳定的环境[4-5]。

血浆中另一个重要的角色为白细胞。在组织再生过程中，白细胞作为免疫细胞能够直接吞噬细菌，以减少伤口感染的风险[5]。

纤维蛋白原

纤维蛋白原是人体血液中天然存在的糖蛋白，作为前体存在于血液之中。血小板的激活可以使得其转化变成纤维蛋白，随后转化成主要成分为纤维蛋白的血凝块。在组织再生中，纤维蛋白可以介导血小板和内皮细胞扩散、组织成纤维细胞增殖、促进毛细血管形成，以实现组织再生的作用[6]。

生长因子

血浆中包含由血小板和白细胞分泌的多种生长因子，其中主要为PDGF、TGF-β、IGF、EGF、血管内皮生长因子（vascular endothelial growth factor，VEGF）、成纤维细胞生长因子-2（fibroblast growth factor-2，FGF-2）、骨形态发生蛋白-2（bone morphogenetic protein-2，BMP-2）等。

血浆基质制品简史

第一代血浆基质制品的出现

由人体中提取的血液制作而成的纤维蛋白凝胶（fibrin glue）是临床上最早用于促进伤口愈合的血浆基质制品，其功能活性成分主要是浓缩的纤维蛋白原[7]。纤维蛋白凝胶需要用储存血或者捐赠血制备，这种人类同种来源的获取方式降低了排异的风险，并对伤口愈合有着较好的效果。然而，这种胶原基质的制备对技术条件要求高，且费用昂贵。

后来Whitman和Marx等将由Kingsley等于1954年研发的第一代血浆基质制品富血小板血浆（platelet rich plasma，PRP）引入到口腔颌面外科治疗中，替代了纤维蛋白凝胶的使用[8-9]。PRP为临床治疗带来了不少便利，以即刻抽取的患者血液替代了捐赠血和储存血作为来源，显著提高制备和治疗效率。

5

第一代血浆基质中含有生长因子和血小板，其中血小板的浓度为正常血液中的数倍，因此又被称为血小板浓缩物。采集血液并通过离心分层将其分为3层，分别为基底层的红细胞、中间层的富血小板层，以及表层的无细胞血浆。PRP呈液态状，因此许多专家学者提议将其与骨充填材料混合应用[10]。尽管PRP有丰富的血小板和生长因子等组织再生相关的成分，但其制备时间较长，因此需要在离心过程中添加一些抗凝血因子来延长凝血时间。然而人们发现，这些所添入的抗凝血因子会抑制伤口愈合，并出现一些不可预测的生物学并发症[11]。在临床应用中，也有研究发现PRP在牙槽骨引导骨再生应用中并没有带来更多的骨增量效果[12]。此外，PRP在术中的可操作性较差，大大降低了外科医生的使用意愿。上述缺点限制了PRP的推广使用，导致PRP初期只被应用于一些大型的口腔颌面外科手术，在口腔再生治疗中的应用很少。

第二代血浆基质制品PRF的出现及进展

研究人员针对第一代PRP的缺点做出改进，在2001年Choukroun等[13]研发了一种新的制备方式，采集血液后不需要加入抗凝剂，经过12分钟高速离心后便可得到生长因子和血小板浓度更高的血浆基质。这种血浆基质有着更黏稠、纤维蛋白含量更高的性质，因此被称为富血小板纤维蛋白（platelet rich fibrin，PRF），是市面上第二代血浆基质制品。

PRF是一种三分子立体纤维蛋白网状结构，为细胞的迁移、附着及分化提供了有利支架[14]。

理想的生长因子释放模式应是缓慢地且尽可能地贯穿整个组织再生过程，而PRF的纤维性质和结构有利于纤维蛋白与血浆中的生长因子发生化学结合，能够团聚更多的细胞和生长因子，从而使得生长因子缓慢释放，延长PRF在创口愈合的作用时间。这些特性除了弥补第一代血浆基质在短时间快速释放生长因子的缺陷之外，还有着更丰富的生长因子，有利于加速伤口的愈合。除此之外，PRF中含有更多的白细胞，能够在伤口愈合的过程中作为免疫前体细胞，在细菌入侵及感染时起到吞噬清除的作用。因其富含白细胞，也被称为富白细胞和血小板纤维蛋白（leukocyte and PRF，L-PRF）[6]。

Miron等[15]在2017年发表的一篇高级别循证等级的系统评价中表明：PRF无论是应用在骨增量、牙周组织再生术还是拔牙后牙槽嵴保存术中，都起到正向的效果。所以，这种不需要加入抗凝剂、制作时间更短且效果更好的血浆基质制品开始受到临床医生们的欢迎，并逐渐替代PRP的使用。

Ghanaati等[16]在随后的实验中发现，离心速度过快会导致白细胞沉淀于试管的底层，因此他们尝试以短时低速（14分钟，1500r/min）的方法对血液进行离心。实验证明，通过短时低速离心，能够有效减少离心应力，从而聚集更多的生长因子及炎症细胞，更有利于组织的恢复。通过这种方法制备的血浆基质被称作高级PRF（advanced PRF，A-PRF），其特点为细胞分布更均匀[16]、纤维支架更疏松多孔，且含有更多的中性粒细胞。2017年，Kobayashi等[17]进一步缩短了离心时间，研发了制备只需8分钟的A-PRF+。A-PRF+能更持久、更高浓度地释放生长因子。

随后于2015年Mourão等[18]采用更低离心速度（3分钟，700r/min）和疏水塑料管，同样不使用抗凝剂对血液进行离心，制备出液态的可注射PRF（injectable PRF，i-PRF）。对于操作者而言，这种液态可注射式的血浆基质可以与骨充填材料混凝，大大降低了操作难度。同时，研究表明，相较于同为液态的PRP，i-PRF有着更多的生长因子和白细胞[19]。

第三代血浆基质制品CGF的出现及进展

浓缩生长因子（concentrated growth factors，CGF）是继富血小板血浆（platelet rich plasma，PRP）、富血小板纤维蛋白（platelet rich fibrin，PRF）后出现的第三代血小板浓缩物，含有大量与组织修复相关的生长因子、白细胞、血小板等，同时其特殊的变速离心制备过程，使得这些生物活性因子能够滞留在由纤维蛋白原缓慢聚合形成的类似于天然蛋白的三维网状结构中，并在组织再生的过程中缓慢释放[20]。与之前的匀速离心相比，CGF的主要特点是使用Medifuge离心机的变速离心机制激活血小板中的α颗粒和纤维蛋白原，使得制备的产物含有更高浓度的生长因子和纤维蛋白。研究表明[21]，CGF含有高浓度的纤维蛋白、凝血因子和凝血酶，其产生的纤维蛋白凝块的质量更高。经凝血酶激活的凝血因子可以稳定纤维蛋白凝块，抵抗纤维蛋白溶酶的降解作用，从而提高纤维蛋白的抗张强度和稳定性，延长生长因子的作用时间并增强其协同效应，促进细胞增殖和成骨分化。据Honda等[22]报道，CGF释放生长因子可以超过13天，并且具有更高的峰值浓度。Park等[23]的一项犬股骨的骨缺损模型实验表明，单纯使用CGF进行骨移植组的新骨形成率为52.33%，明显高于单纯使用PRF进行骨移植组的21.00%。

第四代血浆基质制品水平离心法制备的PRF的出现及进展

2019年，Miron和张玉峰等学者[24]在以往固定角度离心的基础上，提出通过水平离心法制备PRF。该学者团队认为，水平离心法减少了细胞在离心管后壁上产生的摩擦，因此也被称为温和离心（gentle centrifugation）。相比于固定角度离心机，使用水平离心机可更多避免细胞发生机械损伤，可获得更高的生长因子、白细胞和血小板浓度[25]。目前，张玉峰等学者团队正在进行多中心的临床研究，将水平离心得到的PRF用于各种骨增量手术，取得了一定的进展。

总结

血浆基质的出现是医学发展史中一个重要里程碑。从输血医学到口腔医学临床治疗，血浆基质制品的应用范围越来越广泛。目前的各种血浆基质制品中，PRF和CGF在口腔临床上应用较多，相比于第一代，后面几代血浆基质制品有更稳定的性质和更优的生物相容性。血浆基质未来的研究发展，可重点关注如何延长重要成分的活性作用时长、如何提高与不同类型生物材料的相容性，以及如何使伤口和术区获得更稳定的愈合效果等方面，以更好地促进组织再生修复、造福患者。

参考文献

[1] Dohan Ehrenfest DM, Rasmusson L, Albrektsson T. Classification of platelet concentrates: from pure platelet-rich plasma (P-PRP) to leucocyte- and platelet-rich fibrin (L-PRF)[J]. Trends Biotechnol, 2009, 27(3):158-167.

[2] Ngah NA, Ratnayake J, Cooper PR, et al. Potential of lyophilized platelet concentrates for craniofacial tissue regenerative therapies[J]. Molecules, 2021, 26(3):517.

[3] Fan Y, Perez K, Dym H. Clinical uses of platelet-rich fibrin in oral and maxillofacial surgery[J]. Dent Clin North Am, 2020, 64(2):291-303.

[4] Kingsley CS. Blood coagulation; evidence of an antagonist to factor VI in platelet-rich human plasma[J]. Nature, 1954, 173(4407):723-724.

[5] Rodrigues M, Kosaric N, Bonham CA, et al. Wound healing: A cellular perspective[J]. Physiol Rev, 2019, 99(1):665-706.

[6] Laurens N, Koolwijk P, de Maat MP. Fibrin structure and wound healing[J]. J Thromb Haemost, 2006, 4(5):932-939.

[7] Brennan M. Fibrin glue[J]. Blood Rev, 1991, 5(4):240-244.

[8] Whitman DH, Berry RL, Green DM. Platelet gel: An autologous alternative to fibrin glue with applications in oral and maxillofacial surgery[J]. J Oral Maxillofac Surg, 1997, 55(11):1294-1299.

[9] Marx R, Carlson E, Eichstaedt R, et al. Platelet-rich plasma: Growth factor enhancement for bone grafts[J]. Oral Surg Oral Med Oral Pathol Oral Radiol Endod, 1998, 885(6):638-646.

[10] Xu J, Gou L, Zhang P, et al. Platelet-rich plasma and regenerative dentistry[J]. Aust Dent J, 2020, 65(2):131-142.

[11] Tran JQ, Muench MO, Jackman RP. Pathogen-reduced PRP blocks T-cell activation, induces Treg cells, and promotes TGF-β expression by cDCs and monocytes in mice[J]. Blood Adv, 2020, 4(21):5547-5561.

[12] de Vasconcelos Gurgel BC, Gonçalves PF, Pimentel SP, et al. Platelet-rich plasma may not provide any additional effect when associated with guided bone regeneration around dental implants in dogs[J]. Clin Oral Implants Res, 2007, 18(5):649-654.

[13] Choukroun J, Adda F, Schoeffler C, et al. Une opportunité en paro-implantologie: Le PRF[J]. Implantodontie, 2001, 42:55-62.

[14] 常尧仁, 刘纯, 殷丽华. 富血小板纤维蛋白衍生物的研究进展[J]. 华西口腔医学杂志, 2019, 37(6):6.

[15] Miron RJ, Zucchelli G, Pikos MA, et al. Use of platelet-rich fibrin in regenerative dentistry: a systematic review[J]. Clin Oral Investig, 2017, 21(6):1913-1927.

[16] Ghanaati S, Booms P, Orlowska A, et al. Advanced platelet-rich fibrin: a new concept for cell-based tissue engineering by means of inflammatory cells[J]. J Oral Implantol, 2014, 40(6):679-689.

[17] Fujioka-Kobayashi M, Miron RJ, Hernandez M, et al. Optimized platelet-rich fibrin with the low-speed concept: Growth factor release, biocompatibility, and cellular response[J]. J Periodontol, 2017, 88(1):112-121.

[18] Mourão CF, Valiense H, Melo ER, et al. Obtention of injectable platelets rich-fibrin (i-PRF) and its polymerization with bone graft: technical note[J]. Rev Col Bras Cir, 2015, 42(6):421-423.

[19] Miron RJ, Fujioka-Kobayashi M, Hernandez M, et al. Injectable platelet rich fibrin (i-PRF): opportunities in regenerative dentistry?[J]. Clin Oral Investig, 2017, 21(8):2619-2627.

[20] Rodella LF, Favero G, Boninsegna R, et al. Growth factors, CD34 positive cells, and fibrin network analysis in concentrated growth factors fraction[J]. Microsc Res Tech, 2011, 74(8):772-777.

[21] Kshirsagar JT, Rubine S. Innovation in regeneration – Concentrated growth factor[J]. Int J App Dent Sci2017, 3(2):206-208.

[22] Honda H, Tamai N, Naka N, et al. Bone tissue engineering with bone marrow-derived stromal cells integrated with concentrated growth factor in Rattus norvegicus calvaria defect model[J]. J Artif Organs, 2013, 16(3):305-315.

[23] Park HC, Kim SG, Oh JS, et al. Early bone formation at a femur defect using CGF and PRF grafts in adult dogs: A comparative study[J]. Implant Dent, 2016, 25(3):387-393.

[24] Miron RJ, Chai J, Zheng S, et al. A novel method for evaluating and quantifying cell types in platelet rich fibrin and an introduction to horizontal centrifugation[J]. J Biomed Mater Res A, 2019, 107(10):2257-2271.

[25] 张玉峰. 血浆基质制品的前世今生[J]. 中华口腔医学杂志, 2021, 56(8):740-746.

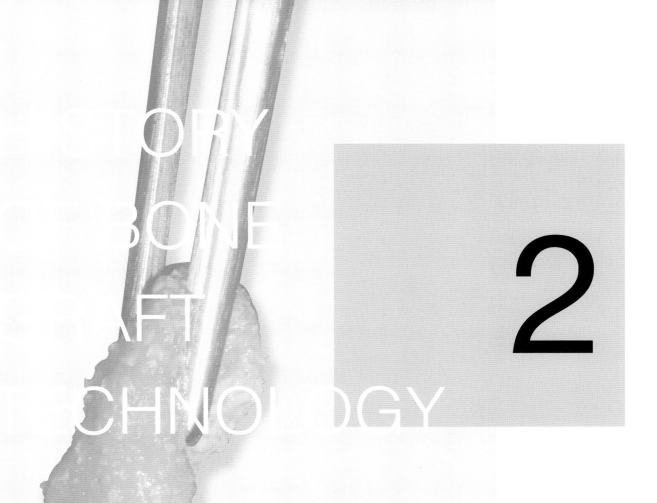

HISTORY
OF BONE
GRAFT
TECHNOLOGY

2

第2章　骨移植技术的
发展历史

引言

  骨移植技术最初于1668年由荷兰骨外科医生Jacob van Meekeren首次实施[1]。在之后的几个世纪里，这一技术得到了飞速的发展。至20世纪20年代，骨移植已经成为一种众所周知的技术，其中Albee于1919年报告了1600例成功的骨移植手术[2]。基于这些骨移植的临床经验，学者们开始尝试将骨移植应用于口腔内外科。

  目前，口腔中应用的骨移植材料按照来源可以分为自体骨、同种异体骨、异种骨和异质骨。不同类型的骨移植材料有不同的理化性能，其成骨特性也各不相同，主要有以下3种：（1）骨传导（osteoconduction）：骨移植材料作为提供空间的支架，为成骨细胞、破骨细胞、间充质干细胞和毛细血管等提供生长空间，为细胞发挥正常的生理功能提供稳定的内环境。几乎所有的骨移植材料都有这一功能。（2）骨诱导（osteoinduction）：骨移植材料具有一定的生物和理化性能，可以诱导或趋化受区的骨前体细胞向植入物内聚集，并且诱导其向成骨细胞方向特异性分化，最终形成骨细胞和骨组织。（3）骨生成（osteogenesis）：骨移植材料内部含有存活的间充质干细胞和骨前体细胞，同时含有成骨所需要的各种生长因子[2]。骨移植材料的成骨特性越丰富，其辅助成骨的能力就越强。

自体骨（autograft）

1821年，德国医生Walter第一次使用患者的自体骨进行骨移植，在骨移植技术的发展中取得了重大突破。自体骨取自患者自身，内含丰富的成骨细胞、生长因子，拥有上述3种成骨特性，其骨愈合和骨生成速度更快，免疫排斥反应更轻微，传播疾病的风险更小，一直被视为骨移植手术中的"金标准"[3]。

自体骨移植主要分为松质骨移植、皮质骨移植和骨髓抽吸物移植。松质骨是疏松多孔的结构，同时含有大量的成骨细胞、间充质干细胞、骨形态发生蛋白（bone morphogenetic protein，BMP）和生长因子等，成骨能力较强。通常在骨移植术后6~12个月，松质骨可以与周围组织充分结合，生成新骨并逐渐达到近似于皮质骨的强度[4]。但其在缺损区域的支撑能力较弱，通常要结合内固定或外固定装置使用[5]。自体松质骨的移植物通常来自髂骨、髂后上棘、股骨远端、胫骨近端或者远端和桡骨远端等。目前，长骨的髓腔也可以成为自体松质骨的来源，通过扩髓冲洗抽吸器（reamer irrigator aspirator，RIA）可以获得长骨内的移植物。与髂骨移植术相比，虽然RIA技术在愈合效果和并发症发生率上没有显著的区别[6]，但是患者报告使用RIA技术的供区术后疼痛不明显[7]。

皮质骨支撑性能较强，但其结构致密，内部缺少活体细胞和生长因子，血液供应也不足。若移植的皮质骨体积过大，则无法及时与周围组织形成良好的血管重建，容易发生坏死和吸收。鉴于其良好的支撑性能，皮质骨适用于 > 6mm的骨缺损重建。但是当缺损 > 12mm时，应当使用带血管蒂的皮质骨，以降低骨移植的失败率[8]。

两种自体骨移植各有利弊，在临床应用中应当根据患者受区情况来选择，也可以同时应用皮质骨和松质骨。目前，皮质松质骨移植术是临床较常用的自体骨移植方法，也被广泛应用于口腔颌面部，尤其是大面积的骨移植手术。然而，自体骨取骨量有限，并且需要开辟第二术区，加大了手术的复杂程度，手术后供区也会出现一系列的并发症。据报道，自体骨移植术的主要并发症（感染、伤口引流时间延长、大血肿和再次手术）和次要并发症（浅表感染、轻微伤口问题、暂时感觉丧失和轻度疼痛）发生率分别为8.6%和20.6%[9]。为了避免供区的并发症，研究人员一直在寻找理想的自体骨替代材料。

同种异体骨（allograft）

同种异体骨是从同一物种的其他个体获得的一种骨替代材料，于140年前便开始使用[8]。根据处理方式的不同，同种异体骨可以分为：新鲜冷冻骨（fresh frozen bone，FFB）、冻干骨（freeze dried bone allograft，FDBA）、脱矿冻干骨（demineralized freeze dried bone allograft，DFDBA）和脱矿骨基质（demineralized bone matrix，DBM）等。因其来源于人类骨，有感染、免疫排斥和传染疾病的风险，故相应的处理方法主要有清洗消毒、去除骨髓、冷冻、干燥、脱矿等。值得注意的是，无论使用哪种处理方法，同种异体骨都失去了骨生成性，但由于保留了生长因子等物质，骨诱导性较强。

FFB因新鲜冷冻无法处理免疫和传染病问题，所以使用较少。与FFB相比，FDBA和DFDBA更容易处理，在室温下保存更方便[10]。冻干可以降低宿主免疫反应和疾病传播的风险，一定程度上改善了临床效果。脱矿则可以暴露骨诱导分子（如骨形态发生蛋白），以增加即刻骨诱导的潜能[11]。但是，冻干及脱矿过程消除了移植物中的骨活性细胞，并使蛋白质变性，导致了移植物血管化的速率和机械强度的降低[12-13]，因此FDBA和DFDBA应该与能够维持空间稳定的材料联合应用。目前市场上使用较多的同种异体骨是DBM。DBM是捐赠者的硬质骨经筛检及去矿化处理后所存留下来的骨基质，成分包含胶原蛋白、非胶原蛋白、部分生长因子（包括BMP）[14]。DBM已在临床上使用30多年。

虽然同种异体骨通常需要严谨、复杂的加工，其成本较高，但是由于其不需要开辟第二术区，避免了供区的并发症，同时也没有供应量的限制，形态丰富、多变，故不失为一种较理想的骨移植材料。另外，有报道表明同种异体骨的远期骨愈合情况与自体骨相似，但也有报道指出其会发生与自体骨类似的吸收，目前尚有争议[15]。

异种骨（xenograft）

异种骨是从一个物种取骨经过处理后移植到不同物种的骨替代材料。一般使用牛骨、猪骨、珊瑚或藻类等制作而成。

20世纪80年代，由海珊瑚提取的骨替代品已被广泛用于临床。珊瑚羟基磷灰石（珊瑚HA）是珊瑚碳酸钙通过与磷酸的水热交换反应转化而成，类似于人类的松质骨。实验研究表明，尽管珊瑚HA与骨中的矿物质成分几乎完全相同，但它的骨传导潜能明显低于其他骨替代材料[16]。目前，因为后期并发症的发生率较高，珊瑚羟基磷灰石在临床中的应用已逐渐减少[17]。

牛松质骨因其与人体松质骨的结构极其相似，目前是临床中异种骨移植材料的主要来源之一。临床中使用较多的是脱蛋白牛骨基质（deproteinized bovine bone mineral，DBBM），这种移植物是通过多级加工去除有机物，仅保留了羟基磷灰石构成的骨架。然而，DBBM能否被人体吸收仍然存在争议。多项研究证实在数年后的植骨标本中仍可见未被吸收的DBBM颗粒[18-19]，因此有理由认为这是一种替代率极低的异种移植材料。

除牛来源的骨移植物外，猪骨移植物也有一定程度的临床应用，且成骨效果可靠。有报道指出，猪骨移植物，与牛骨移植物一样，具有良好的生物相容性和骨传导性，有利于维持成骨环境的稳定和新生组织血管化，且来源广泛、价格低廉[20]。Lee等[21]比较了脱蛋白猪骨基质

（deproteinized porcine bone matrix，DPBM）和DBBM用于上颌窦底提升术的组织学及影像学结果发现，DPBM与DBBM都表现出良好的成骨效果和体积稳定性。这在另一项牙槽嵴保存术的研究中也得到验证，但猪骨没有传播朊病毒的风险[22]。因此，随着研究的深入，未来猪骨来源的移植物将展现更广阔的应用前景。

异种骨的优点是容易获取、成本低、可大量使用，且多为低替代率的材料，吸收速度缓慢，空间维持效果佳。但是，异体骨仅有骨传导性，无骨诱导性和骨生成性，因此骨愈合和再生的周期较长。同时，由于加工后的异种骨多为颗粒状的形态，虽然可适用于各种骨缺损，但是容易发生移位等情况，通常需要胶原膜、胶原制品或者血制品的辅助使其固定。

异质骨（alloplast）

异质骨移植材料是纯化学合成的，因此不受骨来源的限制，可以无限供应于临床[12]。常见的异质骨移植材料包括硫酸钙（calcium sulfate，CS）、磷酸钙（calcium phosphate，CaP）和生物活性玻璃（bioglass）等。这些材料均为多孔状结构，有很好的生物相容性，可以制成粉状、颗粒状、膏状等各种形态和质地的产品以供临床使用。

硫酸钙是一种可被完全吸收且吸收速率较快的骨替代物，通常在植入后30~60天就会被彻底吸收，因此不能将其使用在需要维持空间的术区[8]。由于溶解吸收速率较快，局部的钙离子浓度升高，对成骨细胞的活性有一定的刺激作用。同时溶解时造成的酸性环境使得周围组织脱矿，从而可以释放出细胞生长因子等其他成骨需要的物质以促进成骨[23]。

磷酸钙类化合物又叫生物陶瓷，是目前使用较多的异质骨。主要有羟基磷灰石（hydroxyapatite，HA）、β-磷酸三钙（β-tricalcium phosphate，β-TCP），以及两者的混合物——双相磷酸钙（biphasic calcium phosphate，BCP）。HA较为稳定，在组织中只有轻微的吸收，甚至几乎不被吸收。另外，HA的物理性能较好，抗压强度高，能够提供有效的空间支持力。在新骨生成时，新骨几乎不长入HA中，但是可以紧密覆盖在HA表面以及进入表面的孔隙凹槽中[24]。由于HA长期不被吸收，其周围组织的骨折风险也会随着时间的推移而逐渐增加，并且有可能需要长期使用额外的固定物来辅助成骨[25]。与HA不同，β-TCP在组织中会逐渐降解吸收。临床上理想的情况是，β-TCP的吸收速率和新骨生成的速率一致，即植入物的恢复空间逐渐被新生骨替代。但是大部分学者认为β-TCP的吸收速率更快，而且难以预测和控制[24]。尤其在复杂的骨缺损形态中，往往在足够数量的新骨形成之前，β-TCP的空间维持能力已不足[26]，造成最终的成骨效果不尽如人意。因此，推荐β-TCP和其他骨替代物（例如异体骨或HA）混合使用[27]。BCP作为β-TCP和HA的混合物，结合了HA稳定的空间维持能力与β-TCP优秀的成骨特性和适宜的吸收速率，而被广泛应用。因为BCP的吸收速率取决于β-TCP/HA的比值,在动物实验中,可以通过改变这一比值来调整其替代速率和生物活性[18,28]。但目前BCP在临床应用中的最优比值仍有待确认。HA和β-TCP主要通过骨传导的形式形成新骨,尽管有不少研究都发现HA和β-TCP有一定的骨诱导性[29-31],但产生骨诱导性的机制仍不清楚。

生物活性玻璃于1969年被首次报道,由二氧化硅、氧化钠、氧化钙和五氧化二磷组成[32]。生物活性玻璃是生物相容性极佳的材料,其表面可以与骨组织形成稳定的结合。但是,由于其颗粒状形态和无孔的结构,使得它们作为空间维持材料并不可靠[32],临床应用仍然存在一定局限性。

总之,虽然大部分异质骨仅有骨传导性,但其容易获取,成本较低,可以无限供应,容易保存,且无疾病传染的风险,对于不愿选择人或动物源性移植物的医生和患者而言是个不错的选择。这类骨替代物可以单独使用,也可与自体骨、异体骨混合使用,从而优化成骨效果,提高临床治疗效率。

总结

综上所述,每种骨移植物都各有利弊,因此在临床应用时,我们应结合移植物的特点、术区情况以及患者的经济能力和意愿综合考虑。目前,上述骨移植材料大多为粉状或颗粒状,虽然这种形态容易适应各种类型的骨缺损,但易发生移位等不稳定的情况,导致成骨效果难以预测。因此,学者们将血浆基质与骨移植材料混合形成的黏性骨块,被越来越多地应用于临床。

参考文献

[1] Older J. Bone Implant Grafting[M]. London: Springer Verlag, 1992.

[2] Meeder PJ, Eggers C. The history of autogenous bone grafting[J]. Injury, 1994, 25(Suppl 1):A2-A3.

[3] Schmidt AH. Autologous bone graft: Is it still the gold standard?[J]. Injury, 2021, 52(Suppl 2):S18-S22.

[4] Finkemeier CG. Bone-grafting and bone-graft substitutes[J]. J Bone Joint Surg Am, 2002, 84(3):454-464.

[5] Nandi SK, Roy S, Mukherjee P, et al. Orthopaedic applications of bone graft & graft substitutes: A review[J]. Indian J Med Res, 2010, 132:15-30.

[6] Dawson J, Kiner D, Gardner W 2nd, et al. The reamer-irrigator-aspirator as a device for harvesting bone graft compared with iliac crest bone graft: Union rates and complications[J]. J Orthop Trauma, 2014, 28(10):584-590.

[7] Belthur MV, Conway JD, Jindal G, et al. Bone graft harvest using a new intramedullary system[J]. Clin Orthop Relat Res, 2008, 466(12):2973-2980.

[8] Baldwin P, Li DJ, Auston DA, et al. Autograft, allograft, and bone graft substitutes: Clinical evidence and indications for use in the setting of orthopaedic trauma surgery[J]. J Orthop Trauma, 2019, 33(4):203-213.

[9] Younger EM, Chapman MW. Morbidity at bone graft donor sites[J]. J Orthop Trauma, 1989, 3(3):192-195.

[10] Stevenson S, Emery SE, Goldberg VM. Factors affecting bone graft incorporation[J]. Clin Orthop Relat Res, 1996, (324):66-74.

[11] Reddi AH. Role of morphogenetic proteins in skeletal tissue engineering and regeneration[J]. Nat Biotechnol, 1998, 16(3):247-252.

[12] Eppley BL, Pietrzak WS, Blanton MW. Allograft and alloplastic bone substitutes: a review of science and technology for the craniomaxillofacial surgeon[J]. J Craniofac Surg, 2005, 16(6):981-989.

[13] Perrott DH, Smith RA, Kaban LB. The use of fresh frozen allogeneic bone for maxillary and mandibular reconstruction[J]. Int J Oral Maxillofac Surg, 1992, 21(5):260-265.

[14] Gruskin E, Doll BA, Futrell FW, et al. Demineralized bone matrix in bone repair: history and use[J]. Adv Drug Deliv Rev, 2012, 64(12):1063-1077.

[15] Lyford RH, Mills MP, Knapp CI, et al. Clinical evaluation of freeze-dried block allografts for alveolar ridge augmentation: A case series[J]. Int J Periodontics Restorative Dent, 2003, 23(5):417-425.

[16] Buser D, Hoffmann B, Bernard JP, et al. Evaluation of filling materials in membrane--protected bone defects. A comparative histomorphometric study in the mandible of miniature pigs[J]. Clin Oral Implants Res, 1998, 9(3):137-150.

[17] Piecuch JF, Ponichtera A, Nikoukari H. Long-term evaluation of porous hydroxyapatite blocks for alveolar ridge augmentation[J]. Int J Oral Maxillofac Surg, 1990, 19(3):147-150.

[18] Jensen SS, Bornstein MM, Dard M, et al. Comparative study of biphasic calcium phosphates with different HA/TCP ratios in mandibular bone defects. A long-term histomorphometric study in minipigs[J]. J Biomed Mater Res B Appl Biomater, 2009, 90(1):171-181.

[19] Piattelli M, Favero GA, Scarano A, et al. Bone reactions to anorganic bovine bone (Bio-Oss) used in sinus augmentation procedures: a histologic long-term report of 20 cases in humans[J]. Int J Oral Maxillofac Implants, 1999, 14(6):835-840.

[20] Lee JH, Yi GS, Lee JW, Kim DJ. Physicochemical characterization of porcine bone-derived grafting material and comparison with bovine xenografts for dental applications[J]. J Periodontal Implant Sci, 2017, 47(6):388-401.

[21] Lee JS, Shin HK, Yun JH, et al. Randomized clinical trial of maxillary sinus grafting using deproteinized porcine and bovine bone mineral[J]. Clin Implant Dent Relat Res, 2017, 19(1):140-150.

[22] Lai VJ, Michalek JE, Liu Q, et al. Ridge preservation following tooth extraction using bovine xenograft compared with porcine xenograft: A randomized controlled clinical trial[J]. J Periodontol, 2020, 91(3):361-368.

[23] Thomas MV, Puleo DA. Calcium sulfate: Properties and clinical applications[J]. J Biomed Mater Res B Appl Biomater, 2009, 88(2):597-610.

[24] Frame JW. Hydroxyapatite as a biomaterial for alveolar ridge augmentation[J]. Int J Oral Maxillofac Surg, 1987, 16(6):642-655.

[25] Linhart W, Briem D, Amling M, et al. Mechanical failure of porous hydroxyapatite ceramics 7.5 years after implantation in the proximal tibial[J]. Unfallchirurg, 2004, 107(2):154-157.

[26] von Arx T, Cochran DL, Hermann JS, et al. Lateral ridge augmentation and implant placement: an experimental study evaluating implant osseointegration in different augmentation materials in the canine mandible[J]. Int J Oral Maxillofac Implants, 2001, 16(3):343-54.

[27] Hirota M, Matsui Y, Mizuki N, et al. Combination with allogenic bone reduces early absorption of beta-tricalcium phosphate (beta-TCP) and enhances the role as a bone regeneration scaffold. Experimental animal study in rat mandibular bone defects[J]. Dent Mater J, 2009, 28(2):153-161

[28] Jensen SS, Yeo A, Dard M, et al. Evaluation of a novel biphasic calcium phosphate in standardized bone defects: a histologic and histomorphometric study in the mandibles of minipigs[J]. Clin Oral Implants Res, 2007, 18(6):752-760.

[29] Yuan H, Kurashina K, de Bruijn JD, et al. A preliminary study on osteoinduction of two kinds of calcium phosphate ceramics[J]. Biomaterials, 1999, 20(19):1799-1806.

[30] Yuan H, De Bruijn JD, Li Y, et al. Bone formation induced by calcium phosphate ceramics in soft tissue of dogs: a comparative study between porous alpha-TCP and beta-TCP[J]. J Mater Sci Mater Med, 2001, 12(1):7-13.

[31] Yuan H, Fernandes H, Habibovic P, et al. Osteoinductive ceramics as a synthetic alternative to autologous bone grafting[J]. Proc Natl Acad Sci U S A, 2010, 107(31):13614-13619.

[32] Wheeler DL, Eschbach EJ, Hoellrich RG, et al. Assessment of resorbable bioactive material for grafting of critical-size cancellous defects[J]. J Orthop Res, 2000, 18(1):140-148.

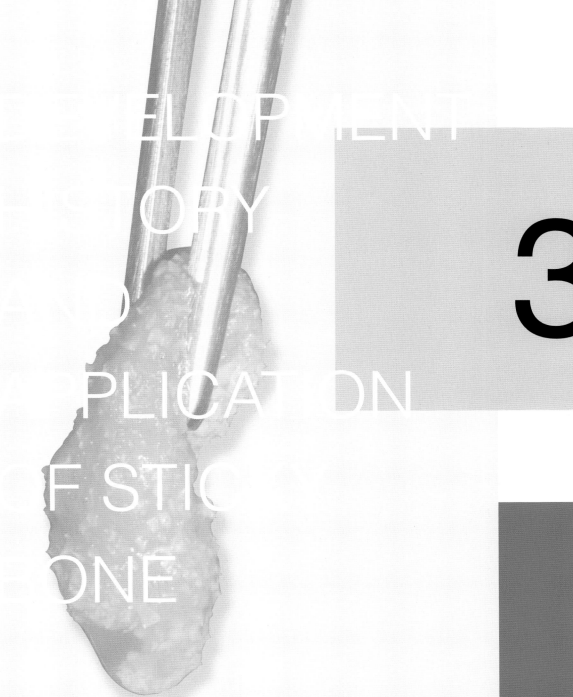

ELOP ENT
TORY
D
PLICAT ON
F STIC
ONE

3

第3章　黏性骨块的发展
历史及应用

第1节 黏性骨块的发展历史

引言

近年来，种植修复的发展革新了牙列缺损及牙列缺失的治疗选择，种植义齿在功能和美观上都优于传统义齿，且在提高咀嚼效率以及保护邻牙等方面有着优势。在一般情况下，天然牙缺失后牙槽嵴会发生吸收，在拔牙后6个月垂直向骨吸收可高达11%～12%，唇（颊）舌向的吸收则会达到牙槽嵴宽度的29%～63%[1]。由此可见，随着时间的流逝，可用的牙槽骨骨量会变得越来越少。然而，足量的牙槽嵴宽度、高度和良好的牙槽骨质量是口腔种植成功的关键，临床上牙列缺损的患者多数伴随着牙槽嵴宽度或高度不足的表现，这为理想种植体三维位置的实现增添了难度。随着近年口腔再生医学的飞速发展，许多学者通过实验研究出了不同的骨增量技术。目前应用于牙槽嵴骨增量的技术有引导骨再生（guided bone regeneration，GBR）、骨劈开、Onlay植骨、骨挤压以及牵张成骨等。骨增量手术中植骨材料的固定极为重要，这决定了骨增量的效果。对于较大范围的骨增量，单纯使用骨移植材料和屏障膜，而不进行充分固定，似乎无法达到理想的效果。人们研究出了不同的方法来解决骨增量材料空间维持的问题，其中包括钛网、膜钉、帐篷钉等。随着技术的发展，以及血浆基质在口腔再生治疗中的应用，人们开始尝试使用血浆基质与骨移植材料混合。血液具有能凝固的特性，得以将骨粉或骨充填材料凝结在一起，形成所谓的"黏性骨块"，以便医生操作。本节将就黏性骨块理念的起源、临床应用与效果进行阐述。

黏性骨块理念的起源

骨增量手术中植骨材料的稳定对骨增量的效果起到决定性作用。经典的固定方式是钛网和生物膜，应用广泛、成功率也较高，但由于其技术敏感性和术后并发症发生率（钛网及生物膜的暴露）较高，对于新手医生是较大的挑战[2]。黏性骨块的制作离不开两大组成部分，即纤维蛋白凝胶和骨粉。其中纤维蛋白凝胶对于骨移植材料的黏着极为重要。早在1970年，Matras等[3]已在小鼠模型上使用纤维蛋白凝胶，发现其有助于改善伤口的愈合。纤维蛋白凝胶是人体内一种天然的黏合剂，关键成分包括凝血酶和纤维蛋白原，其作用机制类似于血液的凝固过程，形成一个强大的、有弹性的团聚体，以起到止血、封闭创口的作用。血浆基质中有着与纤维蛋白凝胶功能相似的纤维蛋白支架，与骨粉混合后，即形成具有黏性的骨移植材料。20世纪90年代时就有学者开始尝试在骨移植材料中加入富血小板血浆制作成具有黏性的骨基质，随后的实验证实，这种加入了富血小板血浆制作而成的骨黏块有利于新生骨的进一步成熟[4]。后来于2002年Intini等[5]提出将富血小板血浆混合硫酸钙制备一种新型的骨移植复合物，并在2007年的研究中证实该复合物具有骨诱导作用，有利于骨组织的再生[6]。直到2010年前后，Sohn等[2,7]首次正式将其命名为黏性骨块（sticky bone），又名富生长因子骨基质（CGF enriched bone graft matrix）。

黏性骨块的临床应用与效果

在过去30年，牙槽骨的再生是现代口腔医学的研究热点。Wang等[8]于2006年提出引导骨再生的4个生物学原则——"PASS"原则，即创口的初期关闭（P，primary wound closure）：骨增量术需要达到创口的严密缝合，为目标骨增量区提供稳定、安全的生长环境，不被伤口以外的细菌感染；血管新生（A，angiogenesis）：足够的血供能够提供骨再生所需的细胞和生长因子，在骨基底进行钻孔以利于骨髓腔与外界相通，以达到良好的血液循环；空间维持（S，space maintainance）：骨再生需要一个稳定、密闭、不受干扰的空间，利用屏障膜隔绝上皮细胞的长入，以及使用钛网、帐篷钉等固定骨充填材料，为空间支撑创立了条件；稳定（S，stability）：创口和植骨材料的稳定能够为理想的骨再生创造一个稳定的成骨空间。

为实现骨增量中的空间维持，除了使用屏障膜外，骨充填材料作为缺损区域的主角，其自身的稳定性同样十分重要。骨移植材料在骨增量中的作用在于：防止屏障膜的塌陷，作为新骨长入的支架，对抗表面软组织的压力。人体骨移植技术从出现至今已有数百年的历史，在口腔医学领域中，自体骨仍是骨移植材料的"金标准"。自体骨实现骨改建的机制包括以下：①骨传导：为血管的长入和新生骨生长提供一个支架；②骨诱导：刺激骨增量区周围的干细胞分化形成成骨细胞；③骨生成：自体骨中的骨原细胞能够直接形成新骨[9]。然而，获取自体骨需要开创第二术区，这增加了术后不良反应出现的风险，一定程度上限制了其临床应用。因此，人们转而研发了其他种类的骨移植材料作为自体骨的替代选择。目前市场上常见的骨移植材料通常为颗粒状，但其体积稳定性较差，术中不易操控，因此有不少学者认为在进行大范围骨增量时，单独使用屏障膜和骨粉并不能达到理想的效果[11-13]。黏性骨块作为骨充填材料应用，很好地避免了这一问题，其具有更好的空间支撑能力，术中更易操控，体积稳定性也更好。同时，加入了血浆基质这种含有丰富生长因子的材料，有利于组织的重建，能够加速组织愈合和减少愈合期间骨丧失。多项临床病例报告表明，黏性骨块在牙槽嵴保存、引导骨再生以及牙周组织再生中均实现了非常理想的骨增量效果。

Cortellini等[13]使用黏性骨块对10名患者进行了15处的骨增量，且对植骨位点进行了术后即刻、术后7个月的影像学测量，对比分析影像数据发现，所有病例都实现了理想的骨增量效果，并且术后7个月相比于术后即刻，只出现了少量的骨增量材料体积塌陷。由此可见，黏性骨块应用在骨增量能达到可预测的效果。

总结

黏性骨块具有显著的优点：①可塑性较好，可以根据骨缺损的情况将其塑造成不同形状、大小，便于使用；②纤维架构可以容纳血小板和白细胞，释放生长因子，从而加速软组织等愈合；③稳固性高，利于愈合期保持骨的形态；④较少出现软组织长入骨移植物的情况[2]。基于其优秀的特性，黏性骨块为口腔组织重建的临床治疗带来了极大的便利和价值。

参考文献

[1] Tan WL, Wong TL, Wong MC, et al. A systematic review of post-extractional alveolar hard and soft tissue dimensional changes in humans[J]. Clin Oral Implants Res, 2012, 23(Suppl 5):1-21.

[2] Sohn DS, Huang BZ, Kim J, et al. Utilization of autologous concentrated growth factors (CGF) enriched bone graft matrix (sticky bone) and CGF-enriched fibrin membrane in implant dentistry[J]. J Implant Adv Clin Dent, 2015, 7(10):11-29.

[3] Matras H. Effect of various fibrin preparations on reimplantations in the rat skin[J]. Osterr Z Stomatol, 1970, 67(9):338-359.

[4] Marx RE, Carlson ER, Eichstaedt RM, et al. Platelet-rich plasma: Growth factor enhancement for bone grafts[J]. Oral Surg Oral Med Oral Pathol Oral Radiol Endod, 1998, 85(6):638-646.

[5] Intini G, Andreana S, Margarone JE 3rd, et al. Engineering a bioactive matrix by modifications of calcium sulfate[J]. Tissue Eng, 2002, 8(6):997-1008.

[6] Intini G, Andreana S, Intini FE, et al. Calcium sulfate and platelet-rich plasma make a novel osteoinductive biomaterial for bone regeneration[J]. J Transl Med, 2007, 5:13.

[7] Sohn DS, Heo JU, Kwak DH, et al. Bone regeneration in the maxillary sinus using an autologous fibrin-rich block with concentrated growth factors alone[J]. Implant Dent, 2011, 20(5):389-395.

[8] Wang HL, Boyapati L. "PASS" principles for predictable bone regeneration[J]. Implant Dent, 2006, 15(1):8-17.

[9] Buser D. 30 Years of Guided Bone Regeneration[M]. 3 ed. Chicago: Quintessence, 2022.

[10] Nowzari H, Teoh C, Rodriguez A. The migration of the bovine-derived xenograft particles: A case series[J]. J Indian Soc Periodontol, 2022, 26(2):178-185.

[11] Barbu HM, Iancu SA, Rapani A, et al. Guided bone regeneration with concentrated growth factor enriched bone graft matrix (sticky bone) vs. bone-shell technique in horizontal ridge augmentation: A retrospective study[J]. J Clin Med, 2021, 10(17):3953.

[12] Lee JY, Lee J, Kim YK. Comparative analysis of guided bone regeneration using autogenous tooth bone graft material with and without resorbable membrane[J]. J Dent Sci, 2013, 8(3):281-286.

[13] Cortellini S, Castro AB, Temmerman A, et al. Leucocyte- and platelet-rich fibrin block for bone augmentation procedure: A proof-of-concept study[J]. J Clin Periodontol, 2018, 45:624-634.

第2节 │ 黏性骨块在牙槽嵴保存术中的应用

引言

天然牙拔除后，牙槽窝的自然愈合往往伴随着牙槽骨吸收以及牙龈乳头生理学位置变化，从而出现美学缺陷，严重时会对后期种植修复产生不利影响。目前，对于拔牙窝骨改建的机制尚未完全阐明，普遍认为：拔牙等损伤性刺激将激活破骨活动，形成骨不规则吸收和形态破坏；同时破骨活动可打开筛状板对骨髓腔的封闭，启动成骨改建过程。

随着对拔牙窝骨改建过程机制的不断探索，已有多种技术用于牙槽嵴骨增量程序。但这类技术在许多临床情况下并不适用于已经发生吸收的牙槽嵴，且存在以下缺点：需要较长的愈合期才能继续下一阶段种植治疗；创伤较大、技术敏感性较高；难以实现完全的软组织覆盖、难以重建吸收的邻面牙槽嵴，从而导致美学并发症；价格高昂。因此，学者们开始研究如何减少拔牙窝牙槽嵴的吸收。Sclar[1]于2004年首次提出拔牙后牙槽嵴保存术，即在牙槽嵴尚未吸收时于拔牙窝内植入脱蛋白牛骨骨粉，表面覆盖可吸收性胶原膜以保存尚未吸收的牙槽嵴，维持原有的牙槽突高度、宽度和软组织形态，为种植治疗的功能和美学修复创造基础条件（图3-2-1）。

目前，拔牙后牙槽嵴保存术的必要性和有效性已经得到公认。许多研究表明，与未处理的牙槽窝相比，使用不同的材料保存牙槽窝均具有良好的效果[2-3]。然而，目前对于牙槽嵴保存术的标准技术和材料尚未达成共识[4-6]，相关材料和方法的效果比较仍在探究中。大量的研究集中在各种生物材料（包括屏障膜、骨移植材料、生长因子等）在牙槽嵴保存术中的应用，其中最常应用的材料为骨移植材料，包括自体骨、同种异体骨、异种骨以及异质骨等。

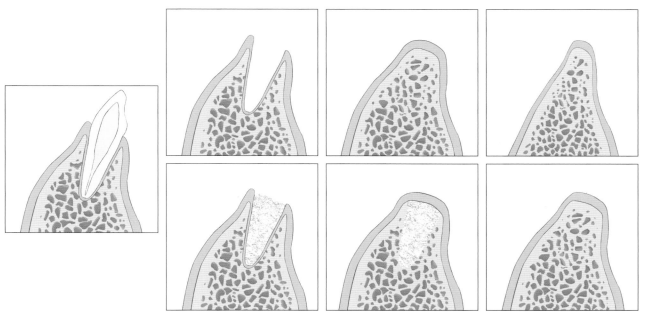

图3-2-1 自然愈合后的牙槽骨变化（上）、牙槽嵴保存术后的牙槽骨变化（下）

概述

　　近年来，大量研究聚焦于血浆基质制品，其作为拔牙窝处理及促进组织愈合生物材料的理论依据为血浆基质良好的生物活性，主要细胞成分为血小板，激活后可在缺损区持续释放促进组织再生的生长因子，这些生长因子可以启动组织愈合和再生过程，从而促进拔牙窝的愈合。此外，血浆基质来源于自身，少见明显排斥反应。近年的系统评价中有强有力的证据表明，拔牙后局部应用血浆基质可明显促进拔牙创愈合，减少疼痛、肿胀和牙槽骨炎的发生率[7-8]。

　　2002年，Intini等[9]提出将富血小板血浆（PRP）吸附到硫酸钙（CS）上形成一种新的复合移植物，并证实这两种材料一起使用时存在协

同效应。CS作为载体，在一段时间内可使PRP缓慢地释放生长因子；他们于2007年[10]进一步证实了CS-PRP的骨诱导作用，并尝试将其用于拔牙窝牙槽嵴保存。这启发了很多学者对这种复合移植物的探索，陆续开始研究PRF、CGF等各种血浆基质制品与不同种类的骨移植材料混合物在牙槽嵴保存术中的应用。

黏性骨块在牙槽嵴保存术中的应用

PRP与骨移植材料混合的黏性骨块在牙槽嵴保存术中的应用

　　早在2003年，Suba等[11]就已开展动物实

验，研究黏性骨块用于比格犬拔牙窝的骨再生效果。他们分别拔除了12只比格犬的左右两侧下颌前磨牙，在对照组拔牙窝内只充填磷酸三钙，在实验组充填磷酸三钙和PRP组成的黏性骨块，并于术后6周、12周和24周分别从双侧植入部位采集活检标本。该实验通过组织形态学研究，发现相比单独使用磷酸三钙，在磷酸三钙中添加PRP能够显著促进早期骨再生，并提高新生骨的骨密度。

　　动物实验的条件和人类有很大的不同，直接类比犬类和人类颌骨的骨再生过程并不现实，因此需要进行相应的临床研究来验证。但是，动物实验为临床应用提供了一定的理论基础。Intini等[10]于2007年同时进行了CS和PRP组成的黏性骨块的动物实验和临床试验。他们先在雪貂的股二头肌处分别植入CS-PRP和CS，植入4个月后，结果显示CS-PRP处可见有骨形成，而单独植入CS处无骨形成。同时，利用大鼠颅骨比较CS-PRP与其他生物材料的骨再生效果。植入8周后，仅CS-PRP组和重组人骨形态发生蛋白-2（recombinant human bone morphogenetic protein-2，rhBMP-2）在颅骨缺损区中心显示出骨再生，其他组（包括CS组）仅在缺损区边缘可见有限的骨再生。基于这些研究，他们将CS-PRP应用于口内各类需要骨再生临床病例中，包括牙槽嵴保存、牙槽嵴骨增量、上颌窦底提升、种植体周围炎、种植体螺纹暴露的处理，所有使用CS-PRP的骨缺损临床病例，都实现了完全的骨修复。

　　之后，更多的学者开始对PRP与骨移植材料混合的黏性骨块用于牙槽嵴保存术进行临床随机对照试验。Kutkut等[12]将16名患者随机地分为两组，试验组拔牙窝内植入医用半水硫酸钙（medical-grade calcium sulfate hemihydrate，MGCSH）和PRP的混合物，对照组植入胶原蛋白。在拔牙时和3个月后，比较两组患者的牙槽嵴宽度和高度改变，以及对两组进行组织学研究。结果显示MGCSH复合PRP组新生骨再生率为66.5% ± 10.4%，而对照组仅为38.3% ± 9.3%。与对照组相比，MGCSH复合PRP在3个月时获得了更多的骨量，并能迅速促进骨愈合。但是，该试验未设立MGCSH试验组，无法直接对比MGCSH复合PRP与单独使用MGCSH的效果。

　　Cheah等[13]进行的一项临床随机对照试验评估和比较了CS混合PRP与单独使用CS进行牙槽嵴保存后牙槽骨垂直和水平方向的变化，并分析牙槽窝的组织学和组织形态计量学方面的变化。他们对12例患者进行了无创性拔牙治疗（非磨牙），6例牙槽窝内植入硫酸钙（CS组），6例植入CS和PRP的混合物（CS-PRP组），分别在拔牙后即刻和术后4个月拍摄CBCT，测量牙槽骨垂直和水平方向的变化，并对术后4个月移植部位进行组织学分析。CBCT测量结果显示，CS组水平吸收率为18.6%，CS-PRP组为9.2%。CS组牙槽骨颊高（buccal height，BH）（14%）和舌腭高（palatal height，PH）（13.7%）的吸收率约是CS-PRP组BH（5%）、PH（4.6%）的3倍。但两组牙槽骨垂直和水平维度减少、牙槽窝高度的变化均无统计学意义（$P > 0.05$）。两组的组织形态学评估结果都显示出不同的骨成熟和形成阶段，没有任何炎症反应或移植颗粒的纤维包裹，所有切片均可见成骨细胞与类骨质、编织骨和成熟骨相邻，所有牙槽骨均显示完整的骨充填，但CS-PRP部位矿化程度较高。组织形态计量学分析的结果显示CS-PRP组矿化骨含量（11.19%±6.59%）明显高于CS组（1.51%±2.86%），差异有统计学意义（$P<0.01$），表明CS-PRP与CS相比，能产生更多致密的矿化骨。

PRF与骨移植材料混合的黏性骨块在牙槽嵴保存术中的应用

继第一代血浆基质制品，专家学者们开始研究第二代血浆基质制品（PRF、L-PRF、A-PRF）与骨移植材料制成的黏性骨块在牙槽嵴保存术中的临床效果[14-19]。尽管不同学者制作黏性骨块的材料不同，但都有相似的发现——黏性骨块的使用能够促进骨的早期形成，提高新生骨的密度和矿化程度，取得令人满意的效果。

PRF与同种异体骨混合的黏性骨块

在2016年发表的一项临床随机对照试验中，Thakkar等[14]将36个单根牙拔牙位点随机分为同种异体脱矿冻干骨（DFDBA）联合PRF的试验组和单独使用DFDBA的对照组，并测量X线片中术后即刻、术后90天和术后180天牙槽骨宽度和高度。结果表明，试验组牙槽骨高度减少了1.08mm，宽度减少了0.75mm；而对照组牙槽骨高度减少了1.36mm，宽度减少了1.36mm。两组均有助于最大限度地减少牙槽骨高度的损失，但可能由于样本量有限，在比较两组牙槽骨高度时，两组间无显著统计学差异。尽管如此，试验

组牙槽骨宽度减少量与对照组存在统计学差异（$P<0.001$）。由此可见，DFDBA与PRF联合使用在保持牙槽骨宽度方面比单独使用DFDBA有更好的效果。

同样，也有学者证实了高级PRF（A-PRF）和FDBA制成的黏性骨块用于牙槽嵴保存，其牙槽骨高度［（1.0±2.3）mm］和宽度［（1.9±1.1）mm］较对照组减少最少，且可形成较致密的骨小梁结构[15]。

PRF与异种骨混合的黏性骨块

PRF与异种骨混合形成的黏性骨块用于牙槽嵴保存术的临床效果也得到不少学者的证实。Kollati等[16]进行了一项随机分口试验，这项研究包括了25名年龄在17～50岁的患者，他们需要拔除至少2颗彼此不相邻的牙齿。每名患者的一个拔牙位点用天然牛源性羟基磷灰石（Cerabone）复合PRF和胶原塞进行牙槽骨保存，另一个拔牙位点只进行无创性拔除。在基线和6个月后对患者进行了临床及放射学检查，测量牙槽骨宽度和高度的吸收量。结果表明试验部位牙槽骨宽度、高度吸收量均较对照部位少，且试验部位的骨充填比对照部位多2.31mm，骨充填率比对照部位高8.7%。这些数据均表明PRF与天然牛源性羟基磷灰石（Cerabone）复合可获得较好的临床效果。

De Angelis等[17]进行了一项回顾性研究，比较了L-PRF单独使用，L-PRF+脱蛋白牛骨基质（Geistlich Bio-Oss颗粒）混合使用，以及异种骨（Geistlich Bio-Oss Collagen）单独使用的

骨吸收程度。该研究共纳入45名患者，3组各15名，试验分别记录了术前、术后6个月的临床和放射学指标，以术后6个月牙槽骨宽度和高度的变化作为主要疗效评价指标。结果表明L-PRF组的水平向和垂直向骨吸收均显著增加，L-PRF+Bio-Oss骨粉组的垂直向和水平向骨吸收均低于单纯异种骨移植组和L-PRF组。此外，在术后疼痛和伤口愈合方面观察到显著的统计学差异，单独使用L-PRF或与异种骨联合使用可以减少术后的不适和疼痛，并改善患者的术后愈合。而单纯异种骨移植组，疼痛数值更高，伤口愈合延迟。

最近的一项研究中，Tallarico及其团队比较了脱细胞牛股骨密质骨混合与不混合PRF用于牙槽嵴保存的效果以及种植体植入后6个月的临床效果[18]。所有患者在种植之前，先用直径3mm的环钻获取种植部位骨样本来进行组织学和组织形态计量学分析。研究结果显示，在种植体植入后6个月边缘骨吸收和患者满意度方面，两组没有显著差异。但组织形态计量学分析显示，脱细胞牛股骨密质骨与L-PRF混合移植后，移植部位的骨组织增加量和软组织减少量均较对照组多。这些结果与之前的动物和人类研究一致[19-21]，表明PRF与骨替代材料联合使用可以增加新骨形成，并对早期骨愈合产生积极影响。因此，作者得出结论，L-PRF与脱细胞牛股骨密质骨混合的效果优于单独使用脱细胞牛股骨密质骨。

PRF与自体牙本质移植颗粒混合的黏性牙本质块

由于牙本质与牙槽骨具有相同的胚胎学来源

和类似的成分组成，自20世纪60年代以来，一系列体内、外研究证实了牙本质可作为一种诱导骨形成的生物材料[22-27]。牙本质的有机成分主要是Ⅰ型胶原（90%），它含有多种生长因子（如BMP），被认为是骨形成的促进剂[28-29]。同时，牙本质作为一种骨替代品，还具有避免引起宿主组织反应或异位骨形成的优点[30-31]。由于牙本质骨移植物和PRF都是自体来源，含有可以刺激软硬组织愈合的生长因子，两者联合应用被认为是牙槽骨保存的一种治疗方式。

根据脱矿程度的不同，牙本质来源的骨替代物可分为脱矿牙本质基质、部分脱矿牙本质基质（70%脱钙）和未脱矿牙本质基质[32]。Andrade等[33]将脱矿牙本质基质与PRF混合成黏性骨块植入10个拔牙窝内，术后6个月从移植部位获取骨样本，进行组织学和组织形态计量学分析后得出结论：脱矿牙本质基质与PRF混合成黏性骨块能够促进新骨形成，没有宿主组织反应，并且有良好的牙本质吸收/骨形成率，所有患者均显示出足够高质量的骨用于种植。Ouyyamwongs等[34]进行了一项自体脱矿牙本质基质混合与不混合PRF保存牙槽嵴的随机对照临床试验，证实脱矿牙本质基质与PRF混合使用可以明显减少牙槽嵴的水平塌陷，促进骨愈合，更有利于牙槽嵴的保存。Yüceer-Çetiner团队[35]则研究了未脱矿牙本质组织及其与PRF联合应用对牙槽骨形成的影响。该试验对9例拔牙后计划植入种植体的患者的57个拔牙槽窝进行评估，随机分为3组。第一组：未脱矿牙本质充填组；第二组：PRF与未脱矿牙本质混合物组；第三组：空白对照组。组织病理学评估结果显示PRF与未脱矿牙本质混合物组的新骨和新血管形成率最高，提示未脱矿牙本质与PRF混合使用可提高骨形成能力。尽管这些学者的研究方法不同，但都得出类似的结论。

CGF与骨移植材料混合的黏性骨块在牙槽嵴保存术中的应用

2006年，Rodella等[36]研发了第三代血浆基质制品浓缩生长因子（CGF），利用第三代血浆基质制品制成的黏性骨块用于牙槽嵴保存术的研究也陆续展开。Ayoub等[37]于2016年发表了一例CGF制成的黏性骨块用于牙槽嵴保存的病例，在术后4个月对患者进行临床和放射学评估，获得了令人满意的成骨效果。近期，Keranmu等[38]进行了一项临床随机对照试验，在两组患者中分别使用含或不含CGF的脱蛋白牛骨基质进行牙槽嵴保存，通过比较术后1周内视觉模拟评分（VAS），术后1周、2周、3周Landry创面愈合指数（LWHI）以及术前、术后3个月和6个月CBCT结果。结果显示CGF与脱蛋白牛骨基质联合应用有助于减轻术后早期疼痛，形成充足的角化龈，且牙槽骨垂直向和水平向骨吸收更少。同时，为将来种植体修复提供良好的条件，减少种植前植骨的需求。

总结

综上所述，多项动物实验和临床试验证明，利用血浆基质制品混合不同种类骨移植材料或自体牙本质骨移植颗粒制成黏性骨块进行牙槽嵴保存，与单纯使用骨移植材料或单纯使用血浆基质制品相比，可获得更多的新生骨。然而，我们依然需要指出：目前此类研究中缺乏大量随机临床对照试验研究，且样本量少，观察时间短，仍需要更大样本量和更长随访时间的关于软硬组织的研究来进一步评估其临床效果。

参考文献

[1] Sclar AG. Strategies for management of single-tooth extraction sites in aesthetic implant therapy[J]. J Oral Maxillofac Surg, 2004, 62(9):90-105.

[2] Avila-Ortiz G, Elangovan S, Kramer KW, et al. Effect of alveolar ridge preservation after tooth extraction: a systematic review and meta-analysis[J]. J Dent Res, 2014, 93(10):950-958.

[3] Chan HL, Lin GH, Fu JH, et al. Alterations in bone quality after socket preservation with grafting materials: a systematic review[J]. Int J Oral Maxillofac Implants, 2013, 28(3):710-720.

[4] Canullo L, Wiel Marin G, Tallarico M, et al. Histological and histomorphometrical evaluation of postextractive sites grafted with Mg-enriched nano-hydroxyapatite: A randomized controlled trial comparing 4 versus 12 months of healing[J]. Clin Implant Dent Relat Res, 2016, 18(5):973-983.

[5] Tallarico M, Xhanari E, Pisano M, et al. Molar replacement with 7 mm-wide diameter implants: to place the implant immediately or to wait 4 months after

socket preservation? 1 year after loading results from a randomised controlled trial[J]. Eur J Oral Implantol, 2017, 10(2):169-178.

[6] Meloni SM, Tallarico M, Lolli FM, et al. Postextraction socket preservation using epithelial connective tissue graft vs porcine collagen matrix. 1-year results of a randomised controlled trial[J]. Eur J Oral Implantol, 2015, 8(1):39-48.

[7] Del Fabbro M, Bucchi C, Lolato A, et al. Healing of postextraction sockets preserved with autologous platelet concentrates. A systematic review and meta-analysis[J]. J Oral Maxillofac Surg, 2017, 75(8):1601-1615.

[8] Moraschini V, Barboza ES. Effect of autologous platelet concentrates for alveolar socket preservation: a systematic review[J]. Int J Oral Maxillofac Surg, 2015, 44(5):632-641.

[9] Intini G, Andreana S, Margarone JE 3rd, et al. Engineering a bioactive matrix by modifications of calcium sulfate[J]. Tissue Eng, 2002, 8(6):997-1008.

[10] Intini G, Andreana S, Intini FE, et al. Calcium sulfate and platelet-rich plasma make a novel osteoinductive biomaterial for bone regeneration[J]. J Transl Med, 2007, 5:13.

[11] Suba Z, Takács D, Gyulai-Gaál S, et al. Facilitation of beta-tricalcium phosphate-induced alveolar bone regeneration by platelet-rich plasma in beagle dogs: a histologic and histomorphometric study[J]. Int J Oral Maxillofac Implants, 2004, 19(6):832-838.

[12] Kutkut A, Andreana S, Kim HL, et al. Extraction socket preservation graft before implant placement with calcium sulfate hemihydrate and platelet-rich plasma: a clinical and histomorphometric study in humans[J]. J Periodontol, 2012, 83(4):401-409.

[13] Cheah CW, Vaithilingam RD, Siar CH, et al. Histologic, histomorphometric, and cone-beam computerized tomography analyses of calcium sulfate and platelet-rich plasma in socket preservation: a pilot study[J]. Implant Dent, 2014, 23(5):593-601.

[14] Thakkar DJ, Deshpande NC, Dave DH, et al. A comparative evaluation of extraction socket preservation with demineralized freeze-dried bone allograft alone and along with platelet-rich fibrin: A clinical and radiographic study[J]. Contemp Clin Dent, 2016, 7(3):371-376.

[15] Clark D, Rajendran Y, Paydar S, et al. Advanced platelet-rich fibrin and freeze-dried bone allograft for ridge preservation: A randomized controlled clinical trial[J]. J Periodontol, 2018, 89(4):379-387.

[16] Kollati P, Koneru S, Dwarakanath CD, et al. Effectiveness of naturally derived bovine hydroxyapatite (Cerabone™) combined with platelet-rich fibrin matrix in socket preservation: A randomized controlled clinical trial[J]. J Indian Soc Periodontol, 2019, 23(2):145-151.

[17] De Angelis P, De Angelis S, Passarelli PC, et al. Hard and Soft tissue evaluation of different socket preservation procedures using leukocyte and platelet-rich fibrin: A retrospective clinical and volumetric analysis[J]. J Oral Maxillofac Surg, 2019, 77(9):1807-1815.

[18] Tallarico M, Xhanari E, Lumbau AMI, et al. Histological and histomorphometric evaluation of post-extractive sites filled with a new bone substitute with or without autologous plate concentrates: One-year randomized controlled trial[J]. Materials (Basel), 2021, 15(1):254.

[19] Kızıldağ A, Tasdemir U, Arabacı T, et al. Effects of autogenous tooth bone graft and platelet-rich fibrin in peri-implant defects: An experimental study in an animal model[J]. J Oral Implantol, 2020, 46(3):221-226.

[20] Kökdere NN, Baykul T, Findik Y. The use of platelet-rich fibrin (PRF) and PRF-mixed particulated autogenous bone graft in the treatment of bone defects: An experimental and histomorphometrical study[J]. Dent Res J (Isfahan), 2015, 12(5):418-424.

[21] Karayürek F, Kadiroğlu ET, Nergiz Y, et al. Combining platelet rich fibrin with different bone graft materials: An experimental study on the histopathological and immunohistochemical aspects of bone healing[J]. J Craniomaxillofac Surg, 2019, 47(5):815-825.

[22] Yeomans JD, Urist MR. Bone induction by decalcified dentine implanted into oral, osseous and muscle tissues[J]. Arch Oral Biol, 1967, 12(8):999-1008.

[23] Reis-Filho CR, Silva ER, Martins AB, et al. Demineralised human dentine matrix stimulates the expression of VEGF and accelerates the bone repair in tooth sockets of rats[J]. Arch Oral Biol, 2012, 57(5):469-476.

[24] Moharamzadeh K, Freeman C, Blackwood K. Processed bovine dentine as a bone substitute[J]. Br J Oral Maxillofac Surg, 2008, 46(2):110-113.

[25] Kim WB, Kim SG, Lim SC, et al. Effect of tisseel on bone healing with particulate dentin and plaster of Paris mixture[J]. Oral Surg Oral Med Oral Pathol Oral Radiol Endod, 2010, 109(2):e34-e40.

[26] Kim YK, Kim SG, Byeon JH, et al. Development of a novel bone grafting material using autogenous teeth[J]. Oral Surg Oral Med Oral Pathol Oral Radiol Endod, 2010, 109(4):496-503.

[27] Gomes MF, Valva VN, Vieira EM, et al. Homogenous

demineralized dentin matrix and platelet-rich plasma for bone tissue engineering in cranioplasty of diabetic rabbits: biochemical, radiographic, and histological analysis[J]. Int J Oral Maxillofac Surg, 2016, 45(2):255-266.

[28] Melek LN, El Said MM. Evaluation of"autogenous bioengineered injectable PRF – tooth graft"combination (ABIT) in reconstruction of maxillary alveolar ridge defects: CBCT volumetric analysis[J]. Saudi J Dent Res, 2017, 8:86-96.

[29] Kim YK, Lee J, Um IW, et al. Tooth-derived bone graft material[J]. J Korean Assoc Oral Maxillofac Surg, 2013, 39(3):103-111.

[30] Bakhshalian N, Hooshmand S, Campbell SC, et al. Biocompatibility and microstructural analysis of osteopromotive property of allogenic demineralized dentin matrix[J]. Int J Oral Maxillofac Implants, 2013, 28(6):1655-1662.

[31] Al-Asfour A, Farzad P, Andersson L, et al. Host tissue reactions of non-demineralized autogenic and xenogenic dentin blocks implanted in a non-osteogenic environment. An experimental study in rabbits[J]. Dent Traumatol, 2014, 30(3):198-203.

[32] Gual-Vaqués P, Polis-Yanes C, Estrugo-Devesa A, et al. Autogenous teeth used for bone grafting: A systematic review[J]. Med Oral Patol Oral Cir Bucal, 2018, 23(1):e112-e119.

[33] Andrade C, Camino J, Nally M, et al. Combining autologous particulate dentin, L-PRF, and fibrinogen to create a matrix for predictable ridge preservation: a pilot clinical study[J]. Clin Oral Investig, 2020, 24(3):1151-1160.

[34] Ouyyamwongs W, Leepong N, Suttapreyasri S. Alveolar ridge preservation using autologous demineralized tooth matrix and platelet-rich fibrin versus platelet-rich fibrin alone: A split-mouth randomized controlled clinical trial[J]. Implant Dent, 2019, 28(5):455-462.

[35] Yüceer-Çetiner E, Özkan N, Önger ME. Effect of autogenous dentin graft on new bone formation[J]. J Craniofac Surg, 2021, 32(4):1354-1360.

[36] Rodella LF, Favero G, Boninsegna R, et al. Growth factors, CD34 positive cells, and fibrin network analysis in concentrated growth factors fraction[J]. Microsc Res Tech, 2011, 74(8):772-777.

[37] Ayoub AH, Belal SM. Clinical and radiographic evaluation of socket preservation using autologous concentrated growth factors enriched bone graft matrix (sticky bone): A case report[J]. EC Dent Sci, 2016, 5(4):1128-1135.

[38] Keranmu D, Nuermuhanmode N, Ainiwaer A, et al. Clinical application of concentrate growth factors combined with bone substitute in Alveolar ridge preservation of anterior teeth[J]. BMC Oral Health, 2022, 22(1):54.

第3节 | 黏性骨块在不同类型骨缺损修复中的应用

引言

　　若牙齿缺失后没有采用牙槽嵴保存术，也没有及时采取其他的牙支持式修复方式，随着失牙时间的延长，牙槽骨进一步吸收，可造成不同程度的骨缺损，增大了修复的难度。修复不同类型的骨缺损有多种办法，包括引导骨再生（GBR）、骨劈开、Onlay植骨、骨挤压、正畸牵拉以及牵张成骨等，其中GBR是目前应用最广泛的骨增量技术。

　　GBR是由牙周领域的引导组织再生（guided tissue regeneration，GTR）衍生的，最早应用于20世纪80年代。最初应用GBR是使用膨体聚四氟乙烯（e-PTFE）膜作为屏障膜，隔离了成纤维细胞及其他组织对成骨过程的干扰，促进了血管生成细胞和成骨细胞从骨髓向缺损处增殖，从而达到骨再生的效果。随着20世纪90年代可吸收生物膜的发展和应用，很大程度上避免了使用e-PTFE膜进行GBR时的一些弊端，如膜暴露的风险较高、技术敏感性高等，使得GBR的应用愈加广泛和普及。

骨缺损的分类

为了最大限度地保证GBR的修复效果，便于临床操作和管理，很多学者将牙槽骨缺损进行了相应分类。骨缺损有多种分类方式：首先，可以根据牙槽骨缺损的方向判断水平型骨缺损、垂直型骨缺损或混合型骨缺损[1]。其中，水平型骨缺损在临床工作中相对更为常见，可根据牙槽骨壁剩余的数量再分为三壁骨缺损、二壁骨缺损、一壁骨缺损（表3-3-1）。二壁骨缺损也可根据缺损形状具体分为V形、U形和Ultra-U（UU）形骨缺损（图3-3-1）[2]。

表3-3-1　不同骨缺损类型形成原因及骨增量策略

水平向骨增量			垂直向骨增量
三壁骨缺损	二壁骨缺损	一壁骨缺损	一壁骨缺损
存在三面骨壁	存在两面骨壁	仅存一面骨壁	仅存一面骨壁
·通常见于刚拔牙后的新鲜牙槽窝 ·如果可能的话使用即刻种植完成手术 ·根据情况可以选择不翻瓣的形式进行操作 ·通常需要植入同种异体骨移植材料或异种骨移植材料 ·如果条件允许，可以进行即刻修复	·可见于刚拔牙后的新鲜牙槽窝或已愈合的牙槽窝 ·通常植入种植体同期进行GBR ·可选用自体骨移植材料或异种骨移植材料 ·通常选用胶原膜，一般不需要膜钉固定 ·注意初期伤口无张力闭合 ·愈合时间为2个月或更久	·通常见于存在水平型骨缺损的已愈合的牙槽窝 ·通常情况下，骨增量和种植分期进行 ·可以选用块状骨移植材料，异种骨移植材料配合胶原膜完成骨增量 ·可以使用"香肠技术"同期植入种植体，覆盖胶原膜并使用膜钉固定 ·注意初期伤口无张力闭合 ·愈合时间为5个月或更久	·通常见于存在垂直型骨缺损的已愈合的牙槽窝 ·通常情况下，骨增量和种植分期进行 ·建议使用增强型聚四氟乙烯膜（PTFE膜） ·通常需要膜钉固定 ·可以选用自体骨或异种骨移植材料完成骨增量 ·注意初期伤口无张力闭合 ·愈合时间为8个月或更久

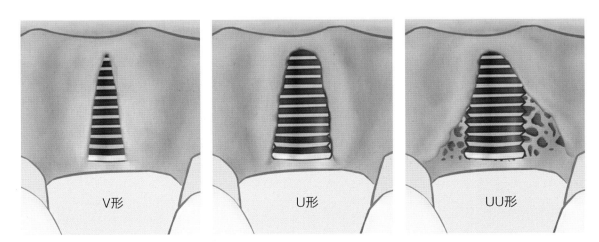

图3-3-1　二壁骨缺损根据缺损形状可分为V形、U形和Ultra-U（UU）形骨缺损，V形、U形均为不累及邻间骨的颊侧骨缺损，V形为狭长型，U形较V形更宽。UU形为累及邻间骨的骨缺损

垂直型骨缺损也可根据缺损的程度分为[1]：

- Ⅰ型：正常的垂直型骨缺损，≤7mm的垂直型骨缺损，邻近骨壁可提供良好支持。

- Ⅱ型：严重的垂直型骨缺损，>7mm的垂直型骨缺损，邻近骨壁可提供良好支持。

- Ⅲ型：极端的垂直型骨缺损，>10mm的垂直型骨缺损，没有邻近骨壁支持。

除此之外，很多专家学者为了便于制订相应的骨增量和种植计划，又划分了如下几种分类方法。

2003年，Sclar将拔牙后的骨缺损分为有利型骨缺损和不利型骨缺损（图3-3-2）[3]：

- 有利型骨缺损：骨缺损的宽度较小；存在足够的邻间骨，其利于植骨材料的固位和稳定，同时可提供足够的再生潜力修复骨缺损。

- 不利型骨缺损：骨缺损的宽度较宽；邻间骨无法为植骨材料的固位和稳定提供足够的支持，也没有足够的再生潜力保证完全修复骨缺损区。

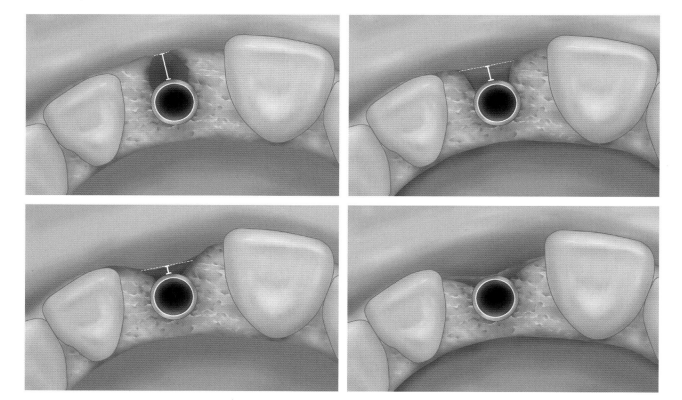

图3-3-2 有利型骨缺损图示（左上；右上）和不利型骨缺损（左下；右下）

2013年，根据骨缺损与预期种植体位置的关系，Terheyden等[4]将拔牙后牙槽嵴缺损分为如下4种类型（图3-3-3）：

- 1/4型：骨吸收初期，颊侧骨壁减少量小于种植体预期长度的50%，通常表现为单颗牙缺失。

- 2/4型：颊侧骨壁吸收形成刃状牙槽嵴，大于种植体预期长度的50%，但牙槽嵴高度不降低。

- 3/4型：牙齿缺失数年后，牙槽骨部分吸收，牙槽嵴高度和宽度均降低。

- 4/4型：牙齿缺失数年后，牙槽骨严重吸收，牙槽嵴高度和宽度严重不足。

2014年，Hämmerle等[5]基于模拟种植体植入后的暴露程度，对牙槽骨的缺损程度划分了如下分类，并对每一种骨缺损的骨增量时机和方式做出了相应建议（图3-3-4）：

- 0类：牙槽嵴轮廓缺损，但有足够的骨量可供种植体植入。

- 1类：牙槽窝骨壁完整，种植体与牙槽窝骨壁之间的骨缺损。

- 2类：种植体周围骨开裂，并且相邻骨壁可以维持骨增量区域植骨材料的体积稳定性。

- 3类：种植体周围骨开裂，但是相邻骨壁不足以维持骨增量区域植骨材料的体积稳定性。

- 4类：在植入种植体前需要提前进行骨增量的水平型骨缺损。

- 5类：在植入种植体前需要提前进行骨增量的垂直型骨缺损。

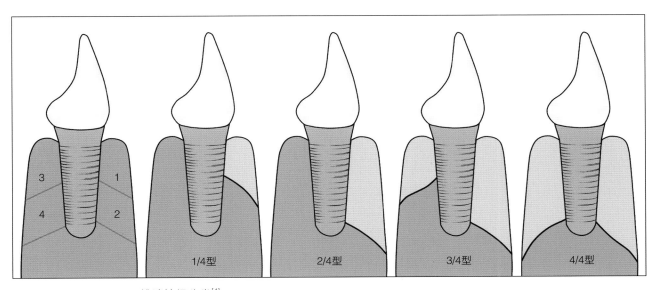

图3-3-3　Terheyden牙槽嵴缺损分类[4]

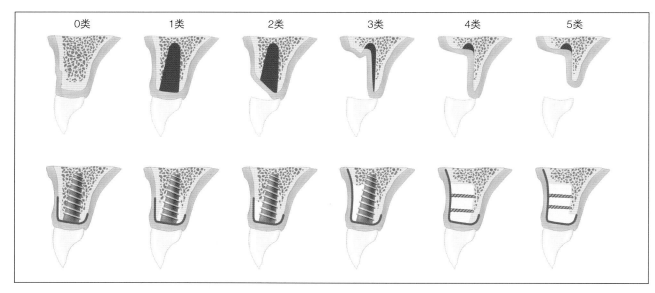

图3-3-4 Hämmerle牙槽骨缺损分类

血浆基质制品在骨缺损修复中的应用探索

自PRP问世以来，有大量专家学者研究了PRP对骨缺损修复的作用和效果。1998年，有学者对88名需要通过利用自体髂骨的松质骨和骨髓移植修补下颌骨肿瘤切除术后骨缺损的患者进行随机对照试验，试验组中加入PRP，对照组不加入，6个月后在植骨区植入种植体，之后进行组织形态学检查，记录骨的矿化情况。结果表明，至少在前6个月的跟踪检查中，PRP的添加加速了骨移植物的骨形成速率，增加了新生骨的骨小梁密度，提高了骨成熟程度[6]。为了进一步明晰其作用原理，也有许多专家学者通过各种研究证实了，PRP中富含的某些细胞生长因子（如

PDGF、TGF-β等）对骨再生的积极影响[7-8]。除此之外，自体纤维蛋白凝胶（autogenous fibrin glue，AFG）也是重要成分之一。早在1994年，就有学者使用自体颗粒松质骨和骨髓进行下颌骨重建。结果证明，AFG除了具有黏性和止血特性外，它还可以提供间充质干细胞迁移的基质，加速血管重建，促进成纤维细胞迁移并刺激成纤维细胞和成骨细胞的生长，减缓微生物的增殖[9]。

不仅是PRP，其他血浆基质制品同样含有不同浓度的细胞生长因子，有着相似甚至更佳的疗效。这奠定了通过GBR的方式，将黏性骨块用于修复骨缺损的理论和实践基础。

黏性骨块在动物骨缺损修复中的应用效果

起初，人们在动物身上展开研究。2002年，来自荷兰的Fennis等[10]切除了28只山羊的下颌角，一组利用金属板和螺钉固定皮质骨支架，并在其内充填自体髂骨颗粒；另一组充填自体髂骨颗粒与PRP的混合物。在术后3周、6周和12周时分别取样做影像学和组织学分析，结果发现两组之间在术后3周时没有表现出明显差异，但是在6周和12周时，添加PRP组的皮质骨之间的间隙更小、表现出的影像骨密度更高。另外，添加PRP组的骨的角形吸收和中心吸收都不太明显，说明了在自体髂骨颗粒中添加PRP对促进骨愈合的积极效果。

除了自体骨，随着骨替代材料的发展，学者们也在探索骨替代材料和血浆基质制品的组合对于骨增量的效果。

2004年，有学者利用动物实验对比了添加和不添加PRP的自体骨、磷酸三钙颗粒、牛骨颗粒（Bio-Oss）和牛骨制成的胶原海绵（Colloss）对骨缺损的修复作用，但是仅在自体骨组发现了PRP对骨再生的积极作用，在其他异种骨替代材料中，并没有发现添加PRP的显著益处[11]。甚至，另有相关动物实验研究表明，在脱蛋白牛骨骨粉中添加PRP用于修复种植体周围骨缺损时，可能会降低种植体周围的骨愈合[12]。不只是异种骨替代材料，有学者也研究了同种异体骨替代材料FDBA与PRP联合使用时的骨缺损修复效果，结果同样富有争议[13]，似乎除了在自体骨组中效果

相对稳定和显著以外，并不能对其他材料和血浆基质制品形成的黏性骨块所产生的修复效果得出一个正向、肯定的结论，需要更高级别的研究证据证实其应用效果。

黏性骨块在骨缺损修复中的临床应用探索

在将黏性骨块应用于临床的发展过程中，往往是从单个病例的尝试开始。2014年，Toffler[14]报告了这样一则病例，他利用L-PRF与脱矿骨基质（DBM）和矿化的皮质松质骨片，与牛骨材料以4∶1的比例混合制成黏性骨块修补上颌前部涉及一个牙位的水平型骨缺损，使用L-PRF膜配合可吸收屏障膜一同作为屏障膜，6个月后行CBCT检查，发现牙槽嵴增宽超过4mm，与术前相比增宽约2倍，效果显著，为种植体植入创造了优良的骨质条件。2018年，印度的Aprajita等[15]利用i-PRF与异种骨混合制成黏性骨块，并覆盖以A-PRF膜和可吸收胶原膜进行GBR，修补了上颌前部长达4个牙位的水平型骨缺损，效果同样令人满意，达到了良好的修复和美学效果。从中可见，在众多学者的临床应用过程中[16-18]，血浆基质制品与骨替代材料形成的黏性骨块的修复效果可预测性较好，似乎能够满足临床工作的需要。

于是，专家学者们开始规划更加严谨的临床试验，为黏性骨块在临床中的广泛应用奠定更加坚实的理论基础。2014年，Eskan团队进行了一项临床随机对照试验[19]，在两组患者中分别使用

添加和不添加PRP的同种异体松质骨进行GBR，通过对比两组患者的牙槽嵴宽度和高度改变，以及两组的组织学研究，发现添加PRP之后可以促进骨再生，获得更多的骨量。之后，2018年，Cortellini等[20]利用L-PRF和脱蛋白牛骨骨粉制成的黏性骨块进行了单队列研究，是第一篇没有利用自体骨制备黏性骨块的试验性报道。该团队在术前抽取患者的自体血液并离心，取L-PRF凝胶压膜，之后将其剪碎，以50∶50的比例与脱蛋白牛骨骨粉混合，并添加液体纤维蛋白原，等待几分钟后即可形成所需要的L-PRF骨块。将L-PRF骨块置于受区，使用钛钉固定，并使用胶原膜和剩余的L-PRF压膜覆盖创面，之后缝合创口，5~8个月后根据情况完成种植治疗。结果显示，L-PRF与脱蛋白牛骨骨粉制备的黏性骨块可以安全、有效地用于水平向骨增量，平均骨增量为（4.7±2）mm，有些部位甚至可达7~8mm，并且其吸收率仅为15.6%±6.7%。这些结果验证了L-PRF和异种骨粉制成的黏性骨块对于骨增量的积极作用，为黏性骨块的后续研究及其临床应用提供了极大的帮助。

黏性骨块在骨缺损修复中的应用效果

临床工作中，由于解剖等条件限制，黏性骨块多由自体血浆基质制品和异体/异种植骨材料混合制成。通过之前病例的长期随访以及临床试验的结果，证实并肯定了使用非自体骨制成的黏性骨块在用于骨缺损修复时的积极效果，笔者将根据黏性骨块用于不同类型的牙槽骨缺损（水平型/垂直型）的效果对相关研究展开如下论述。

黏性骨块在水平型骨缺损修复中的效果

2021年，有学者开展临床随机对照试验，植入种植体后，针对颊侧骨缺损，分别使用脱蛋白牛骨骨粉或PRF联合脱蛋白牛骨骨粉进行水平向GBR，6个月后进行二期手术。结果显示，在PRF联合脱蛋白牛骨骨粉组中观察到更多的骨增量和更少的边缘骨损失。但是，无论是单独使用脱蛋白牛骨骨粉，还是与PRF联合使用，二者均能成功地实现种植体周围的骨增量，并且种植体存活率均较高，负载后产生的边缘骨水平变化均较小[21]。另外，CGF制成的黏性骨块对修复种植体周围水平型骨缺损同样有效。2018年的一篇病例系列[22]，通过对6名患者的病例回顾，详细地介绍了利用CGF和生物活性骨移植材料混合制成的黏性骨块修复种植体周围骨开裂的情况，得出结论：CGF与骨移植材料混合使用可提高新骨形成的质量（密度），并且提高新骨形成率。

黏性骨块在垂直型骨缺损修复中的效果

不只是水平向骨增量，黏性骨块也可用于更加复杂的垂直向骨增量。长久以来，由于空间稳定性难以维持，垂直向骨增量的疗效难以预测。而相较于颗粒状骨移植材料，黏性骨块有着更加优秀的体积稳定性，可以在其他维持空间的装置配合下，提高垂直向骨增量的可预期性，达到更显著的增量效果。

2018年，有学者将同种异体骨与A-PRF混合制成的黏性骨块用于修复左侧下颌骨垂直型和水平型骨缺损，并使用钛网和螺钉固定，覆盖A-PRF膜。4个月后进行CBCT检查，测得约8.2mm的垂直向骨增量，成功植入3颗种植体[23]。无独有偶，泰国的Thanasrisuebwong等[24]曾利用i-PRF与脱蛋白牛骨骨粉颗粒和MinerOss颗粒（Bio-Horizons）混合制成的黏性骨块修补下颌前磨牙区的垂直型骨缺损，使用螺钉固定，并将胶原膜配合L-PRF膜一起使用作为屏障膜阻挡结缔组织的迁移。经过8个月的生长期，垂直向骨量由术前的2.64mm增长至13.67mm，牙槽嵴宽度也得到了很大的改善，说明了黏性骨块对修复垂直型骨缺损的积极效果。不仅如此，在2020年一篇回顾性研究中，学者采用颗粒状自体骨和异种骨的1∶1混合物，配合i-PRF制备黏性骨块，覆盖钛增强的d-PTFE膜和L-PRF膜，之后关闭创口，6～9个月后评估患者情况。测量结果显示，垂直向骨增量平均为（5.6±2.6）mm，并且前部、后部的垂直向骨增量没有显著差异，表示使用自体骨和异种移植物混合，联合i-PRF制备黏性骨块进行GBR，垂直向骨增量的效果同样显著[25]。

黏性骨块与其他骨替代材料在骨缺损修复中的临床效果对比

目前，骨移植材料的"金标准"——自体骨可被制成多种形式应用于临床，包括自体骨块（bone block）、骨环（bone ring）、骨壳（bone shell）等，已有研究对比了这种自体骨制品和黏性骨块的临床使用效果。当使用自体骨块和黏性骨块进行下颌后部的垂直向骨增量时，在一项随机分口试验中发现，自体骨块的垂直向骨增量效果更好，但是两组种植体的成功率相同，且黏性骨块新生成的骨较多，没有发生材料暴露和骨增量失败的情况[26]。对于取骨更为便捷的骨环技术，在2020年，有学者在拔除下颌前磨牙后分别使用自体骨环和黏性骨块修补骨缺损，观察了两组患者的手术并发症、种植体稳定性、骨高度、骨密度变化及边缘骨吸收等情况，两组之间种植体稳定性和探诊没有显著差异，发现虽然骨环组的骨密度更高，但是黏性骨块组的边缘骨吸收更少，并且术后并发症也较少[27]。另外，通过对比使用骨壳技术与黏性骨块水平向骨增量后的牙槽骨宽度改变和种植体成功率，发现二者效果相当[28]。与使用自体骨相比，使用黏性骨块进行骨增量时不需要额外开辟第二术区，术后并发症较小，因黏性骨块内含自体血液中的生长因子，因此也保证了成骨效果。

黏性骨块与普通骨粉相比，除了加入富含自体血液生长因子的血浆基质制品这一生物学优势以外，还有不可否认的物理学优势，那就是其容易塑形，更加稳定的特点。2022年，有学者对比了使用黏性骨块和普通骨粉进行GBR修复上颌水平型骨缺损的效果。其中，在使用香肠技术进行GBR的组中，将自体骨和颗粒状牛骨1∶1混合植入缺损区，覆盖可吸收胶原膜并使用膜钉固定，而通过黏性骨块进行GBR的组中，使用自体骨和颗粒状牛骨1∶1混合，溶于AFG中制成黏性骨块，并覆盖CGF膜，6个月后对两组患者进行

CBCT检查，并施行种植体植入手术。试验过程中，两组患者均未发生伤口裂开，除了在牙槽嵴顶根方2mm处，黏性骨块组的水平向骨增量低于香肠技术组外，其余在牙槽嵴顶根方5mm和10mm处，二者无显著差别，均获得了充足的骨量[29]。

黏性骨块的数字化应用

由于黏性骨块自身易塑形的特点，为了更加精准地进行骨增量，四川大学华西口腔医学院团队利用数字化的方法制作模板完成黏性骨块的塑形，使用与受区形状相匹配的定制黏性骨块完成骨增量。他们开展了一项前瞻性队列研究[30]，对需要进行水平向骨增量的患者抽血制备i-PRF，并与脱蛋白牛骨骨粉混合制备黏性骨块。植入种植体后，对照组对黏性骨块采用徒手塑形的方式将其置于骨缺损区，覆盖胶原膜并使用钛钉固定，试验组则使用术前通过数字化软件分析制作并

3D打印的两片式牙支持式导板对黏性骨块进行塑形，同样覆盖胶原膜并使用钛钉固定，分别于术后2周、3个月、6个月进行随访记录。结果显示，使用定制黏性骨块进行骨增量组的种植体冠方颊侧骨量明显多于手动塑形组，并且在其团队的另一篇研究中也说明了使用手术导板形成定制黏性骨块，有助于形成适当的骨移植物轮廓[31]。这些发现告诉我们，可以充分利用黏性骨块的物理、化学和生物学优势，开发黏性骨块的无限可能性，以达到更精准、更高效、更稳定的骨增量效果。

总结

黏性骨块可以广泛应用于各种类型骨缺损修复的GBR技术中，并更容易实现"空间创造"和"空间维持"等重要的"PASS"原则，降低治疗过程的技术敏感性。此外，黏性骨块可与数字化技术相结合，开创数字化骨缺损修复的新篇章。

参考文献

[1] Buser D. 30 Years of Guided Bone Regeneration[M]. 3 ed. Chicago: Quintessence, 2022.

[2] Kan JY, Rungcharassaeng K, Sclar A, et al. Effects of the facial osseous defect morphology on gingival dynamics after immediate tooth replacement and guided bone regeneration: 1-year results[J].J Oral Maxillofac Surg, 2007, 65(7 Suppl 1):13-19.

[3] Sclar AG. The Bio-Col technique, in Sclar AG: Soft Tissue and Esthetic Considerations in Implant Therapy[M]. Chicago: Quintessence, 2003.

[4] Cordaro L, Terheyden H. Ridge augmentation procedures in implant patients: A staged approach[M]. Chicago: Quintessence, 2013.

[5] Benic GI, Hämmerle CH. Horizontal bone augmentation by means of guided bone regeneration[J]. Periodontol 2000, 2014, 66(1):13-40.

[6] Marx R, Carlson E, Eichstaedt R, et al. Platelet-rich plasma: Growth factor enhancement for bone grafts[J].

Oral Surg Oral Med Oral Pathol Oral Radiol Endod, 1998, 885(6):638-646.

[7] Lind M, Overgaard S, Nguyen T, et al. Transforming growth factor-beta stimulates bone ongrowth. Hydroxyapatite-coated implants studied in dogs[J]. Acta Orthop Scand, 1996, 67(6):611-616.

[8] Kessler S, Kastler S, Mayr-Wohlfart U, et al. Stimulation of primary osteoblast cultures with rh-TGF-beta, rh-bFGF, rh-BMP 2 and rx-BMP 4 in an in vitro model[J]. Orthopade, 2000, 29(2):107-111.

[9] Tayapongsak P, O'Brien DA, Monteiro CB, et al. Autologous fibrin adhesive in mandibular reconstruction with particulate cancellous bone and marrow[J]. J Oral Maxillofac Surg, 1994, 52(2):161-165, discussion 166.

[10] Fennis JP, Stoelinga PJ, Jansen JA. Mandibular reconstruction: a clinical and radiographic animal study on the use of autogenous scaffolds and platelet-rich plasma[J]. Int J Oral Maxillofac Surg, 2002, 31(3):281-286.

[11] Wiltfang J, Kloss FR, Kessler P, et al. Effects of platelet-rich plasma on bone healing in combination with autogenous bone and bone substitutes in critical-size defects. An animal experiment[J]. Clin Oral Implants Res, 2004, 15(2):187-193.

[12] You TM, Choi BH, Li J, et al. The effect of platelet-rich plasma on bone healing around implants placed in bone defects treated with Bio-Oss: a pilot study in the dog tibia[J]. Oral Surg Oral Med Oral Pathol Oral Radiol Endod, 2007, 103(4):e8-e12.

[13] Messora MR, Nagata MJ, Pola NM, et al. Effect of platelet-rich plasma on bone healing of fresh frozen bone allograft in mandibular defects: a histomorphometric study in dogs[J]. Clin Oral Implants Res, 2013, 24(12):1347-1353.

[14] Toffler M. Guided bone regeneration (GBR) using cortical bone pins in combination with leukocyte- and platelet-rich fibrin (L-PRF)[J]. Compend Contin Educ Dent, 2014, 35(3):192-198.

[15] Aprajita B, Bhatnagar A. Guided bone regeneration using a platelet-rich fibrin membrane and sticky bone graft along with implant placement in maxillary anterior region: a case report[J]. J Adv Med Dental Sci Res, 2018, 6(5):2.

[16] Polanco NL, Martins R, Bernini G, et al. The use of PRF in guided bone regeneration with xenograft around implants in a severe bone loss site: A case report[J]. Bone, 2021, 9:10.

[17] Ponte JS, da Frota Nogueira AT, Maciel JA, et al. Guided bone regeneration in the anterior maxilla after tooth extraction and implant removal with sticky bone and L-PRF membrane in two surgical approaches[J]. Res Soc Dev, 2021, 24, 10(11): e112101119456.

[18] Soni R, Priya A, Yadav H, et al. Bone augmentation with sticky bone and platelet-rich fibrin by ridge-split technique and nasal floor engagement for immediate loading of dental implant after extracting impacted canine[J]. Natl J Maxillofac Surg, 2019, 10(1):98-101.

[19] Eskan MA, Greenwell H, Hill M, et al. Platelet-rich plasma-assisted guided bone regeneration for ridge augmentation: A randomized, controlled clinical trial[J]. J Periodontol, 2014, 85(5):661-668.

[20] Cortellini S, Castro AB, Temmerman A, et al. Leucocyte- and platelet-rich fibrin block for bone augmentation procedure: A proof-of-concept study[J]. J Clin Periodontol, 2018, 45(5):624-634.

[21] Işık G, Özden Yüce M, Koçak-Topbaş N, et al. Guided bone regeneration simultaneous with implant placement using bovine-derived xenograft with and without liquid platelet-rich fibrin: a randomized controlled clinical trial[J]. Clin Oral Investig, 2021, 25(9):5563-5575.

[22] Atia WM, Khalil AA, Melek LN. Sticky bone in dehiscence defect around dental implant[J]. Alexandria Dent J, 2018, 43(1):35-40.

[23] Surmenian J, Choukroun J. Three-dimensional reconstruction of the posterior mandible after implant removal: A case report of a simplified protocol[J]. Clin Adv Periodontics, 2018, 8(2):61-66.

[24] Thanasrisuebwong P, Kiattavorncharoen S, Deeb GR, et al. Implant site preparation application of injectable platelet-rich fibrin for vertical and horizontal bone regeneration: A Clinical report[J]. J Oral Implantol, 2022, 48(1):43-50.

[25] Amaral Valladão CA Jr, Freitas Monteiro M, Joly JC. Guided bone regeneration in staged vertical and horizontal bone augmentation using platelet-rich fibrin associated with bone grafts: A retrospective clinical study[J]. Int J Implant Dent, 2020, 6(1):72.

[26] Işık G, Günbay T, Uyanıkgil Y, et al. Comparison of autogenous block bone graft and screw tent-pole techniques for vertical bone augmentation in the posterior mandible: a split-mouth randomized controlled study[J]. J Adv Oral Res, 2021, 12(1):159-169.

[27] Abdullah AA, Abdelmabood AA. Autogenous bone ring transplant versus sticky bone in defective socket

augmentation with simultaneous implant placemen[J]. Egypt Dent J, 2020, 66(3):1495-1507.

[28] Barbu HM, Iancu SA, Rapani A, et al. Guided bone regeneration with concentrated growth factor enriched bone graft matrix (sticky bone) vs. bone-shell technique in horizontal ridge augmentation: A retrospective study[J]. J Clin Med, 2021, 10(17):3953.

[29] Aboelela SAA, Atef M, Shawky M, et al. Ridge augmentation using autologous concentrated growth factors enriched bone graft matrix versus guided bone regeneration using native collagen membrane in horizontally deficient maxilla: A randomized clinical trial[J]. Clin Implant Dent Relat Res, 2022, 24(5):569-579.

[30] Wang M, Zhang X, Li Y, et al. Lateral ridge augmentation with guided bone regeneration using particulate bone substitutes and injectable platelet-rich fibrin in a digital workflow: 6 month results of a prospective cohort study based on cone-beam computed tomography data[J]. Materials, 2021, 14(21):6430.

[31] Wang M, Zhang X, Li Y, et al. The influence of different guided bone regeneration procedures on the contour of bone graft after wound closure: a retrospective cohort study[J]. Materials, 2021, 14(3):583.

第4节 | 黏性骨块在上颌窦底提升术中的应用

引言

上颌后牙区牙齿脱落及上颌窦气化常导致上颌后部剩余骨量不足从而无法提供足够的骨量用于种植修复治疗[1-2]。目前已有多种骨增量方式用以增加上颌后牙区剩余骨量，其中上颌窦底提升术是应用较为普遍的一种骨增量方法[3-5]。在临床工作中，有多种移植物可用于上颌窦底提升术，其中包括自体骨、同种异体骨、异种骨和血浆基质制品等[6]。本节讨论PRP、PRF及CGF等血浆基质制品与不同种类骨粉混合后形成的黏性骨块在上颌窦底提升术中的应用特点，以及血浆基质制品在上颌窦底提升术中的其他应用方式。

黏性骨块在上颌窦底提升术中的应用

血浆基质制品与同种异体骨混合的黏性骨块在上颌窦底提升术中的应用

血浆基质制品与同种异体骨混合的黏性骨块已广泛用于上颌窦底提升术中。在2006年发表的一项随机对照试验[7]中，试验共计完成9例上颌窦底提升术，其中6例使用PRF混合同种异体骨而成的黏性骨块，3例仅使用同种异体骨，最终发现两组移植物均可成功应用于上颌窦底提升术中，并且其种植成功率相似。Adali等[8]在2021年发表的文献中探究同种异体骨与CGF混合而成的黏性骨块在上颌窦底提升术中骨形成及骨稳定性的作用。试验中所有患者均进行双侧上颌窦底提升术，一侧使用同种异体骨与CGF混合而成的黏性骨块，另一侧仅使用同种异体骨。通过统计比较发现，黏性骨块的使用有助于减少上颌窦底提升术后垂直向骨高度的吸收，同时其新骨形成率更高。

综上所述，血浆基质制品与同种异体骨混合的黏性骨块可成功应用于上颌窦底提升术中。同时，相较于未使用血浆基质制品，其新骨形成率更高、骨稳定性更强。

血浆基质制品与异种异体骨混合的黏性骨块在上颌窦底提升术中的应用

一系列试验[9-11]证明无论是使用血浆基质制品与异种异体骨混合的黏性骨块或仅使用异种异体骨均可在上颌窦底提升术中获得成功。在2009年发表的一项随机对照试验中[12]，试验随机使用脱蛋白牛骨骨粉或脱蛋白牛骨骨粉与PRP混合而成的黏性骨块行上颌窦底提升术。6个月后，从术区取骨活检以进行组织形态学分析，结果显示使用黏性骨块组其新骨形成数量较仅使用脱蛋白牛骨骨粉组更多，但总体而言两组种植成功率相似。Pichotano等[13]在2018年发表的一篇病例报告中对一名患者行双侧上颌窦底提升术，一侧采用L-PRF与脱蛋白牛骨骨粉混合而成的黏性骨块，另一侧仅使用脱蛋白牛骨骨粉。使用黏性骨块侧在4个月时便进行第二阶段种植手术，单独使用脱蛋白牛骨骨粉侧于8个月时进行种植手术，结果显示两侧种植手术均获得成功，试验结果表明在骨替代物中添加L-PRF可以实现早期植入并加速骨愈合。同时，有学者提出血浆基质制品在上颌窦中的应用可以减轻患者术后炎症及术后疼痛、肿胀等不适感[14-15]，Del Fabbro等[16]将P-PRP与脱蛋白牛骨骨粉混合应用于上颌窦底提升术中，随后在缝合前应用P-PRP凝块覆盖骨增量区域，在术后第一天使用了血浆基质制品的患者，其报道的疼痛、肿胀和血肿相较于未使用的患者明显减少。

综上所述，血浆基质制品与异种骨混合的黏性骨块可成功应用于上颌窦底提升术，同时相较于仅使用异种异体骨粉，黏性骨块的使用可使新骨形成率更高、愈合时间更短、术后炎症更轻微，对患者术后早期的生活质量产生了有益的影响。

血浆基质制品在上颌窦底提升术中的其他应用

血浆基质制品作为唯一移植材料在上颌窦底提升术中的应用

多项临床试验用于验证血浆基质制品能否作为唯一移植材料在上颌窦底提升术中使用。一系列试验研究[17-21]记录了单独使用血浆基质制品作为唯一移植材料在上颌窦底提升术中的应用，研究表明，与单独使用骨粉相比较，其也可获得相似的种植成功率以及稳定的骨增量效果。同时如前文所提，当单独使用CGF作为移植材料时，其术后14天疼痛值（视觉模拟评分）明显更小[15]。这些研究皆表明使用血浆基质制品作为唯一移植材料可成功应用于上颌窦底提升术中，同时单独使用血浆基质制品其术后炎症及疼痛反应更轻微。

血浆基质制品作为生物膜在上颌窦底提升术中的应用

PRF不仅可与骨粉混合用于上颌窦底提升术，也可作为生物膜用于上颌窦底提升术中。在2013年发表的一篇随机对照试验[22]中，每名患者都行双侧经侧壁开窗的上颌窦底提升术，但双侧分别使用PRF或常规胶原膜覆盖开窗部位。5个月后，其报告了相似的骨形成率和骨移植材料残留率，同时接受治疗的患者均未检测到局部并发症例如伤口裂开或膜暴露。同时Aricioglu等[23]在一项动物实验中发现胶原膜和PRF膜在上颌窦穿孔区愈合方面差异无统计学意义，其建议PRF可被视为上颌窦膜穿孔中胶原膜的替代应用。

综上，血浆基质制品也可作为生物膜在上颌窦底提升术中保护骨替代材料或术中上颌窦黏膜穿孔时使用。

总结

血浆基质制品与各类骨粉材料混合的黏性骨块可成功应用于上颌窦底提升术中，其种植成功率高、可加速新骨形成从而缩短愈合时间、减轻患者术后炎症及术后疼痛肿胀等不适感。同时，血浆基质制品作为唯一骨移植材料在上颌窦中单独应用也得到了循证支持，其也可作为生物膜在上颌窦底提升术中保护骨替代材料或术中穿孔时使用。

参考文献

[1] Scott RA. ITI treatment guide, volume 5: sinus floor elevation procedures[J]. Br Dent J, 2012, 212(10):512.

[2] Schropp L, Wenzel A, Kostopoulos L, et al. Bone healing and soft tissue contour changes following single-tooth extraction: a clinical and radiographic 12-month prospective study[J]. Int J Periodontics Restorative Dent 2003, 23(4):313-323.

[3] Boyne PJ, James RA. Grafting of the maxillary sinus floor with autogenous marrow and bone[J]. J Oral Surg, 1980, 38(8):613-616.

[4] Tatum H Jr. Maxillary and sinus implant reconstructions[J]. Dent Clin North Am, 1986, 30(2):207-229.

[5] Lundgren S, Cricchio G, Hallman M, et al. Sinus floor elevation procedures to enable implant placement and integration: techniques, biological aspects and clinical outcomes[J]. Periodontol 2000, 2017, 73(1):103-120.

[6] Danesh-Sani SA, Loomer PM, Wallace SS. A comprehensive clinical review of maxillary sinus floor elevation: anatomy, techniques, biomaterials and complications[J]. Br J Oral Maxillofac Surg, 2016, 54(7):724-730.

[7] Choukroun J, Diss A, Simonpieri A, et al. Platelet-rich fibrin (PRF): a second-generation platelet concentrate. Part V: histologic evaluations of PRF effects on bone allograft maturation in sinus lift[J]. Oral Surg Oral Med Oral Pathol Oral Radiol Endod, 2006, 101(3):299-303.

[8] Adalı E, Yüce MO, Günbay T, et al. Does concentrated growth factor used with allografts in maxillary sinus lifting have adjunctive benefits?[J]. J Oral Maxillofac Surg, 2021, 79(1):98-108.

[9] Cabbar F, Güler N, Kürkcü M, et al. The effect of bovine bone graft with or without platelet-rich plasma on maxillary sinus floor augmentation[J]. J Oral Maxillofac Surg, 2011, 69(10):2537-2547.

[10] Bolukbasi N, Ersanlı S, Keklikoglu N, et al. sinus augmentation with platelet-rich fibrin in combination with bovine bone graft versus bovine bone graft in combination with collagen membrane[J]. J Oral Implantol, 2015, 41(5):586-595.

[11] Pichotano EC, de Molon RS, de Souza RV, et al. Evaluation of L-PRF combined with deproteinized bovine bone mineral for early implant placement after maxillary sinus augmentation: A randomized clinical trial[J]. Clin Implant Dent Relat Res, 2019, 21(2):253-262.

[12] Torres J, Tamimi F, Martinez PP, et al. Effect of platelet-rich plasma on sinus lifting: a randomized-controlled clinical trial[J]. J Clin Periodontol, 2009, 36(8):677-687.

[13] Pichotano EC, de Molon RS, Freitas de Paula LG, et al. Early placement of dental implants in maxillary sinus grafted with leukocyte and platelet-rich fibrin and deproteinized bovine bone mineral[J]. J Oral Implantol, 2018, 44(3):199-206.

[14] Anitua E, Prado R, Orive G. Bilateral sinus elevation evaluating plasma rich in growth factors technology: A report of five cases[J]. Clin Implant Dent Relat Res, 2012, 14(1):51-60.

[15] Chen H, Zhou L, Wu D, et al. Osteotome sinus floor elevation with concentrated growth factor and simultaneous implant placement with or without bone grafting: a retrospective study[J]. Int J Oral Maxillofac Surg, 2022, 51(8):1078-1084.

[16] Del Fabbro M, Corbella S, Ceresoli V, et al. Plasma rich in growth factors improves patients' postoperative quality of life in maxillary sinus floor augmentation: Preliminary results of a randomized clinical study[J]. Clin Implant Dent Relat Res, 2015, 17(4):708-716.

[17] Anitua E, Flores J, Alkhraisat MH. Trans-crestal sinus lift using platelet concentrates in association to short implant placement: A retrospective study of augmented bone height remodeling[J]. Clin Implant Den Relat Res, 2016, 18(5):993-1002.

[18] Simonpieri A, Choukroun J, Del Corso M, et al. Simultaneous sinus-lift and implantation using microthreaded implants and leukocyte- and platelet-rich fibrin as sole grafting material: A six-year experience[J]. Implant Dent, 2011, 20(1):2-12.

[19] Molemans B, Cortellini S, Jacobs R, et al. Simultaneous sinus floor elevation and implant placement using leukocyte - and platelet-rich fibrin as a sole graft material[J]. Int J Oral Maxillofac Implants, 2019, 34(5):1195-1201.

[20] Aoki N, Maeda M, Kurata M, et al. Sinus floor elevation with platelet-rich fibrin alone: A clinical retrospective study of 1-7 years[J]. J Clin Exp Dent, 2018, 10(10):e984-e991.

[21] Merli M, Moscatelli M, Merli M, et al. Lateral sinus floor elevation in the severely atrophied maxilla: Concentrated

growth factors versus bone substitutes. A controlled clinical trial[J]. Int J Periodontics Restorative Dent, 2022, 42(1):65-72.

[22] Gassling V, Purcz N, Braesen JH, et al. Comparison of two different absorbable membranes for the coverage of lateral osteotomy sites in maxillary sinus augmentation: a preliminary study[J]. J Craniomaxillofac Surg, 2013, 41(1):76-82.

[23] Aricioglu C, Dolanmaz D, Esen A, et al. Histological evaluation of effectiveness of platelet-rich fibrin on healing of sinus membrane perforations: A preclinical animal study. J Cranio-maxillofac Surg, 2017, 45(8):1150-1157.

第5节 | 黏性骨块在牙周组织再生中的应用

引言

慢性牙周炎是由口腔菌斑生物膜中细菌微生物及其代谢产物所引起的牙龈、牙周膜及牙槽骨慢性进行性感染性疾病[1]。现已成为我国牙列缺损和牙列缺失的主要原因。传统牙周基础治疗虽可控制炎症、减慢疾病发展进程，但使牙周组织获得有效再生却比较困难[2]。

引导组织再生、植骨是牙周再生治疗的主要应用技术，能够通过移植材料来促进牙周组织再生并实现牙周的临床愈合。自体骨移植是临床骨缺损修复的"金标准"，但由于其来源较少，供体部位易出现术后并发症，因此应用受到限制。随着生物材料医学的发展，各种骨替代材料的问世，逐步在牙周组织骨缺损修复领域中广泛应用。自20世纪90年代以来，生长因子开始应用于牙周病治疗领域。大量研究显示，生长因子能够通过影响牙周细胞黏附、迁移、增殖和分化，促进牙周组织的修复和再生[3]。因此，通过生长因子获得牙周组织再生成为多数学者着力研究的方向。由于外源性因子在人体内应用存在诸多问题，越来越多的学者们着力于研究自体生长因子。

本节重点介绍自体生长因子和骨移植材料制成的黏性骨块用于骨及根分叉缺损的再生与修复，以及其在牙周加速成骨正畸中的应用，并总结了黏性骨块应用于牙周组织再生的相关文献资料。

黏性骨块在牙周骨缺损再生中的应用

自2000年de Obarrio等[4]在为期2年的病例报告系列中首次将PRP引入牙周再生界以来，许多学者们便开始尝试利用PRP与各种骨移植材料制成的黏性骨块用于牙周组织再生，均取得了令人满意的成效[5-10]。Okuda等[5]于2005年进行了一项临床随机对照试验，他们将70名慢性牙周炎患者随机地分成两组，试验组为PRP和羟基磷灰石（HA）混合的黏性骨块，对照组为生理盐水和羟基磷灰石混合的黏性骨块。12个月后的结果表明，虽然两种治疗方式都显著改善了患者的牙周状况，但是试验组探诊深度（PD）减少了（4.7±1.6）mm，对照组减少了（3.7±2.0）mm，差异有统计学意义（$P <$ 0.05）；临床附着增加分别为（3.4±1.7）mm和（2.0±1.2）mm（$P < 0.001$）；垂直相对附着增加分别为70.3%±23.4%和45.5%±29.4%（$P <$ 0.001）。因此与对照组相比，PRP和羟基磷灰石混合的黏性骨块治疗明显更有利于牙周骨缺损的改善，作者认为这不仅具有统计学意义，而且具有临床意义。同样于2012年，Menezes等[9]做了相似的临床随机对照试验，也证实了PRP和羟基磷灰石结合治疗牙周骨缺损效果更佳。2006年，Ouyang等[6]也进行了一项临床随机对照试验，不同的是他们将PRP与脱蛋白牛骨骨粉混合制成黏性骨块，但是得出了相同的结论。

PRF在牙周再生中的效果已被证实。大量文献表明，使用PRF可显著降低探诊深度和增加临床附着水平（CAL），并且可与屏障膜联合使用进一步增强效果。同时，也有学者将PRF与各种骨移植材料混合制成黏性骨块用于牙周组织再生[11-13]。2017年Pradeep等[13]发表的一项临床随机对照试验中，评估了PRF+HA治疗慢性牙周炎三壁骨缺损的临床效果。他们将90例患者随机分成3组：PRF+翻瓣刮治术（OFD）、PRF+HA+OFD、单纯OFD（对照组），分别在术前、术后9个月记录临床和放射学参数，包括探诊深度、临床附着水平、骨缺损深度（IBD）和缺损区骨充填率。9个月后，PRF组（3.90~1.09mm）和PRF+HA组（4.27~0.98mm）平均探诊深度减少大于对照组（2.97~0.93mm），PRF组（3.03~1.16mm）和PRF+HA组（3.67~1.03mm）的平均临床附着水平增加高于对照组（2.67~1.09mm），PRF组（56.46%~9.26%）和PRF+HA组（63.39%~16.52%）的平均骨充填率显著高于对照组（15.96%~13.91%）。这些结果表明：①与术前相比，PRF治疗牙周骨缺损的临床参数显著改善；②HA增强了PRF治疗三壁骨缺损的再生疗效。因此，作者认为PRF与HA混合制成黏性骨块可获得更好的骨再生效果。

除了PRP和PRF，CGF制成的黏性骨块也取得了令人满意的再生效果[14-16]。Qiao等[14]于2016年进行了一项临床随机对照试验，在两组患者中分别使用添加和不添加CGF的脱蛋白牛骨基质（DBBM）修复牙周骨缺损。通过对比两组患者探诊深度、临床附着水平和骨充填情况，结果显示CGF的加入显著提高了DBBM治疗骨缺损的临床疗效和影像学参数。同样，Xu等[15]于2019年进行了一项临床随机对照试验，研究应用CGF加

DBBM和不加DBBM在骨缺损处植骨后的临床效果。进行为期1年的观察后证实CGF可减少牙周骨缺损深度，与DBBM混合使用后，早期效果更好、更稳定。周兴峰和毛凯—[16]也通过临床随机对照试验发现CGF联合骨诱导活性材料用于牙周炎患牙牙槽骨再生治疗的效果良好，可减轻边缘骨吸收量，促进软组织及骨再生。

黏性骨块在根分叉骨缺损中的应用

黏性骨块也可用于慢性牙周炎患者Ⅱ度根分叉骨缺损的治疗。一项随机分口试验显示[17]，与单独使用移植材料相比，PRP与DBBM混合制成黏性骨块更有利于根分叉骨缺损的治疗。Agarwal等[18]将PRF与脱矿冻干骨（DFDBA）联合用于修复Ⅱ度根分叉骨缺损，结果显示，单独使用PRF和使用DFDBA均显著改善了牙周状况，但就垂直向骨充填而言，PRF和DFDBA混合使用明显比单独使用PRF效果更好。Serroni等[19]用L-PRF联合自体骨移植材料治疗下颌磨牙Ⅱ根度分叉骨缺损，结果表明，与单独使用OFD和OFD联合自体骨移植相比，OFD+自体骨移植材料+L-PRF可显著增加临床附着水平和减少探诊深度。由CGF制成的黏性骨块用于Ⅱ度根分叉骨缺损同样也取得了令人满意的效果。

黏性骨块在牙周加速成骨正畸中的应用

2001年，Wilcko等[20]提出牙周加速成骨正畸（periodontally accelerated osteogenic orthodontics，PAOO）这一概念，即对牙槽骨进行皮质骨切开，并在术区放置骨移植材料以辅助加速正畸治疗。在该技术中骨移植材料的植入扩大了正畸牙移动的范围，保证了正畸牙的牙周健康，因此拓宽了正畸治疗的适应证。骨移植材料大多仍为自体骨、同种异体骨、异种骨和异质骨。Muñoz等[21]于2016年首次将骨移植材料混合L-PRF形成的黏性骨块用于PAOO手术中。从术后疼痛、炎症、感染、正畸稳定性等方面探讨L-PRF在PAOO中应用的可行性及术中和术后效果。研究结果表明，L-PRF与颗粒骨移植物相结合，可以减少术后炎症、疼痛和感染风险，且不会影响正畸后的稳定性。并证实L-PRF与骨移植物结合使用加速了正畸牙的移动，使得牙龈边缘高度也得以增加。随后，Muñoz等[22]用同样的方法将PAOO技术用于腭裂患者的正畸治疗中，得到了相似的结论。Xu等[23]于近期报道了一例黏性骨块用于PAOO技术治疗Ⅰ类错𬌗畸形、薄龈生物型、颊侧骨板缺失的成人患者病例。结果显示下颌前牙牙龈边缘冠向移位，牙周组织稳定，牙周探诊深度均≤3mm。影像学检查发现牙槽骨增宽、颊侧牙槽嵴顶显著升高，尤其是在32和41牙位（$P < 0.05$）。此外，软硬组织增量在术后6个月保持稳定。因此，作者认为黏性骨块用于PAOO是一种有前景的治疗方案，可以加速正畸牙齿移动，缩短总治疗时间，并提高成人牙周病患者的骨再生。

总结

综上所述，大量的试验证明了黏性骨块在骨和根分叉缺损的再生与修复方面的临床效果。但现有研究缺乏组织学证据，因此牙周组织再生仍然复杂，为了更好地了解黏性骨块对牙周组织再生的临床效果，有必要进行更大样本量和更严格的试验研究，且需要对黏性骨块促进牙周组织再生的组织学特点开展进一步的研究。黏性骨块用于PAOO的报道较少，现有报道证实临床效果值得肯定，但仍需进行大规模的研究及观察。

参考文献

[1] 曹彩方. 临床牙周病学[M]. 北京: 北京大学医学出版社, 2006.

[2] 李峥, 李荣华. 富血小板纤维蛋白在牙周炎治疗中的应用研究[J]. 国际生物医学工程杂志, 2021, 44(05):383-387.

[3] 林敏魁, 刘娟, 闫福华. 自身生长因子在重度牙周炎治疗中的应用进展[J]. 中国实用口腔科杂志, 2016, 9(04):209-213.

[4] de Obarrio JJ, Arauz-Dutari JI, Chamberlain TM, et al. The use of autologous growth factors in periodontal surgical therapy: platelet gel biotechnology-case reports[J]. Int J Periodontics Restorative Dent, 2000, 20(5):486-497.

[5] Okuda K, Tai H, Tanabe K, et al. Platelet-rich plasma combined with a porous hydroxyapatite graft for the treatment of intrabony periodontal defects in humans: a comparative controlled clinical study[J]. J Periodontol, 2005, 76(6):890-898.

[6] Ouyang XY, Qiao J. Effect of platelet-rich plasma in the treatment of periodontal intrabony defects in humans[J]. Chin Med J (Engl), 2006, 119(18):1511-1521.

[7] Yilmaz S, Cakar G, Kuru BE, et al. Platelet-rich plasma in combination with bovine derived xenograft in the treatment of generalized aggressive periodontitis: a case report with re-entry[J]. Platelets, 2007, 18(7):535-539.

[8] Markou N, Pepelassi E, Kotsovilis S, et al. The use of platelet-rich plasma combined with demineralized freeze-dried bone allograft in the treatment of periodontal endosseous defects: a report of two clinical cases[J]. J Am Dent Assoc, 2010, 141(8):967-978.

[9] Menezes LM, Rao J. Long-term clinical evaluation of platelet-rich plasma in the treatment of human periodontal intraosseous defects: A comparative clinical trial[J]. Quintessence Int, 2012, 43(7):571-582.

[10] Saini N, Sikri P, Gupta H. Evaluation of the relative efficacy of autologous platelet-rich plasma in combination with β-tricalcium phosphate alloplast versus an alloplast alone in the treatment of human periodontal infrabony defects: A clinical and radiological study[J]. Indian J Dent Res, 2011, 22(1):107-115.

[11] Panda S, Ramamoorthi S, Jayakumar ND, et al. Platelet rich fibrin and alloplast in the treatment of intrabony defect[J]. J Pharm Bioallied Sci, 2014, 6(2):127-131.

[12] Panda S, Jayakumar ND, Sankari M, et al. Platelet rich fibrin and xenograft in treatment of intrabony defect[J]. Contemp Clin Dent, 2014, 5(4):550-554.

[13] Pradeep AR, Bajaj P, Rao NS, et al. Platelet-rich fibrin combined with a porous hydroxyapatite graft for the treatment of 3-wall intrabony defects in chronic periodontitis: A randomized controlled clinical trial[J]. J Periodontol, 2017, 88(12):1288-1296.

[14] Qiao J, Duan J, Zhang Y, et al. The effect of concentrated growth factors in the treatment of periodontal intrabony defects[J]. Future Sci OA, 2016, 2(4):FS136.

[15] Xu Y, Qiu J, Sun Q, et al. One-year results evaluating the effects of concentrated growth factors on the healing of intrabony defects treated with or without bone substitute in chronic periodontitis[J]. Med Sci Monit, 2019, 25:4384-4389.

[16] 周兴峰, 毛凯一. 浓缩生长因子复合骨诱导活性材料应

用于牙周炎患牙牙槽骨再生治疗中的效果研究[J]. 现代实用医学, 2022, 34(02):265-267.

[17] Mansouri SS, Ghasemi M, Darmian SS, et al. Treatment of mandibular molar Class II furcation defects in humans with bovine porous bone mineral in combination with plasma rich in growth factors[J]. J Dent (Tehran), 2012, 9(1):41-49.

[18] Agarwal A, Manjunath RGS, Sethi P, et al. Platelet-rich fibrin in combination with decalcified freeze-dried bone allograft for the management of mandibular degree II furcation defect: A randomised controlled clinical trial[J]. Singapore Dent J, 2019, 39(1):33-40.

[19] Serroni M, Paolantonio M, Romano L, et al. Added benefit of L-PRF to autogenous bone grafts in the treatment of degree II furcation involvement in mandibular molars[J]. J Periodontol, 2022, 93(10):1486-1499.

[20] Wilcko WM, Wilcko T, Bouquot JE, et al. Rapid orthodontics with alveolar reshaping: two case reports of decrowding[J]. Int J Periodontics Restorative Dent, 2001, 21(1):9-19.

[21] Muñoz F, Jiménez C, Espinoza D, et al. Use of leukocyte and platelet-rich fibrin (L-PRF) in periodontally accelerated osteogenic orthodontics (PAOO): Clinical effects on edema and pain[J]. J Clin Exp Dent, 2016, 8(2):e119-e124.

[22] Muñoz F, Wilcko T, Acuña S, et al. Periodontally Accelerated Osteogenic Orthodontics (PAOO) technique in cleft patients: A complement to orthognathic surgery in dentoalveolar expansion. A case series report[J]. J Craniomaxillofac Surg, 2020, 48(11):1028-1034.

[23] Xu M, Sun XY, Xu JG. Periodontally accelerated osteogenic orthodontics with platelet-rich fibrin in an adult patient with periodontal disease: A case report and review of literature[J]. World J Clin Cases, 2021, 9(6):1367-1378.

PART

2

第二部分

CLINICAL APPLICATION OF STICKY BONE

黏性骨块的
临床应用

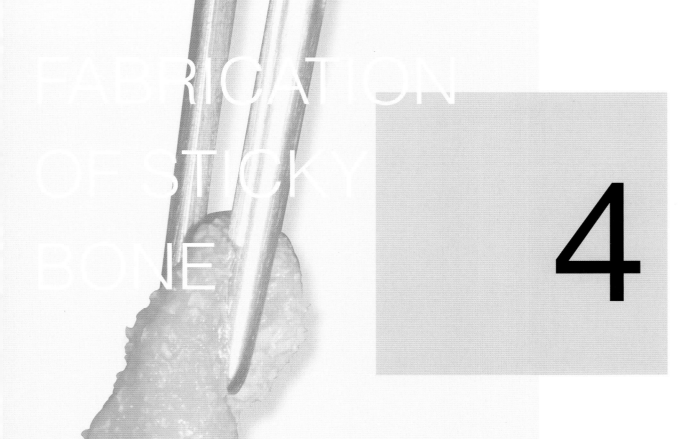

FABRICATION
OF STICKY
BONE

4

第4章　黏性骨块的制作

器械的准备

真空采血管

采血管一般为5~10mL，临床以实际手术

需求选择不同规格的试管。根据用途分为红管、白管、绿管，在口腔科通常用白管与红管（图4-1）。表4-1显示了不同颜色试管塞标识的差异及用途。

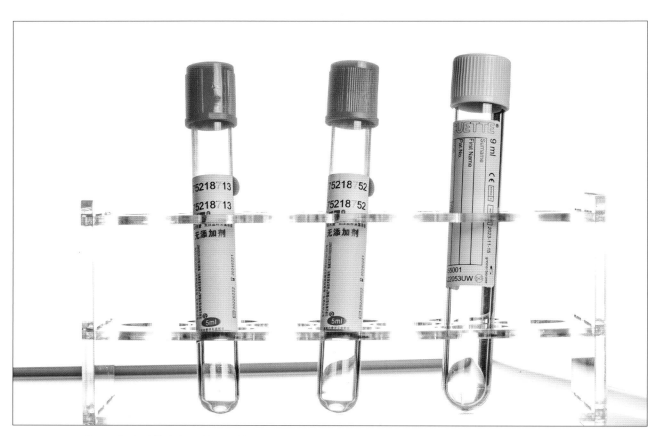

图4-1 用两种不同颜色试管塞标识的采血管，其中红管用来制作CGF，白管用来制备黏性骨块

表4-1 不同颜色试管塞标识的差异及用途

试管颜色	红色	白色	绿色
血液经过13分钟变速分离后的性状	上黄、下红的凝胶	上黄、下红的液态状，但是会在20钟后凝结成胶	上黄、下红的全液态状
试管内壁处理	有硅颗粒，特殊的物理处理，表面粗糙，利于凝胶形成	试管未经过任何处理	有微量的肝素成分，防止血液凝结
在口腔科中的用途	1. 骨再生，软组织再生 2. 骨增量，软组织增量 3. 离心后黄色凝胶上层的液态血清可擦拭缝合后的创口，起抗炎、抗感染功能（例如压膜、与骨粉混合填骨、上颌窦底提升、牙槽嵴保存等）	在液态状态下，加入骨粉调匀，静置20分钟成胶后，做单臂骨缺失的充填（由于白管的凝胶没有韧性，所以不能压膜覆盖创面）	1. 注射口腔萎缩的牙龈组织，帮助其细胞再生 2. 经APAG恒温以加热后，以凝胶状态注入牙龈三角，帮助塑形及软组织再生

注：根据Greiner的试管标识整理而成，不同厂家的产品可能存在部分差异

离心机

目前市面上有不同品牌的专用离心机，根据笔者临床使用的几款离心机进行简单介绍。

塞法登特离心机（Medifuge）（图4-2），它是变速离心，按照程序（加速30秒，2700r/min离心2分钟，2400r/min离心4分钟，2700r/min离心4分钟，3000r/min离心3分钟，减速36秒至停止）离心[1-2]。

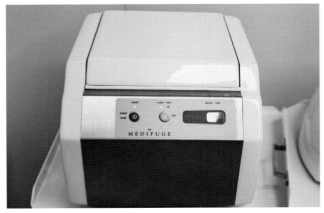
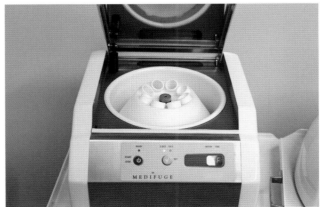

图4-2 赛法登特离心机Medifuge合盖状态及开盖状态

DUO Quattro PRF离心机（图4-3和图4-4），这款离心机是PRF的发明人Choukroun的专利产品，包含一整套的附件，如采血冰盒、PRF压膜盒等，离心速度为1300r/min，离心时间为14分钟。优势是低速离心分离出来的PRF保留更多的生长因子。

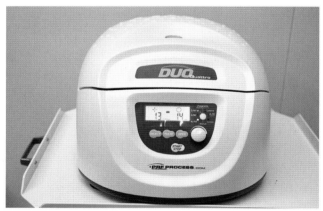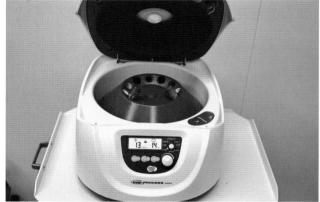

图4-3 DUO Quattro PRF专用离心机合盖状态及开盖状态

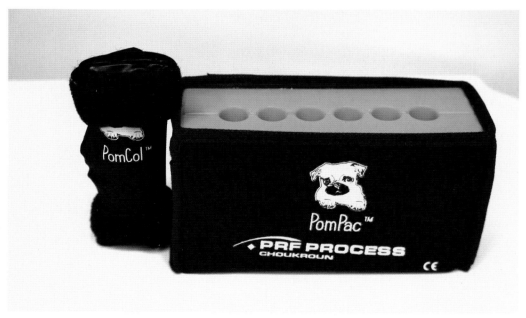

图4-4 配套的采血冰盒及冰袋

制作过程

离心

抽血

从患者身上抽取20～60mL的静脉血（图4-5），并将血液分装到1～2个无涂层的静脉注射器中，以获得自体纤维蛋白凝胶（AFG）用来制取黏性骨块；以及几个玻璃涂层试管中（视手术需要），以制取CGF膜。

试管中的血液以2400～2700r/min的速度离心。使用特定的离心机（Medifuge，Silfradent或任何其他兼容的仪器），装满水的试管用来配平以免离心时机器晃动。AFG与CGF的离心时间为12分钟。离心停止后，先将AFG管从离心机中取出。无涂层的试管显示出2个不同的分层。上层是自体纤维蛋白凝胶（AFG）层，红细胞被离心在底层，底层将被丢弃（图4-6和图4-7）。

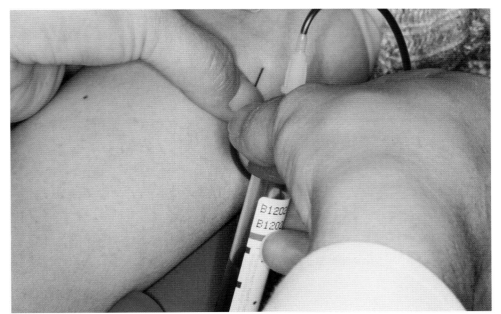

图4-5　抽取静脉血

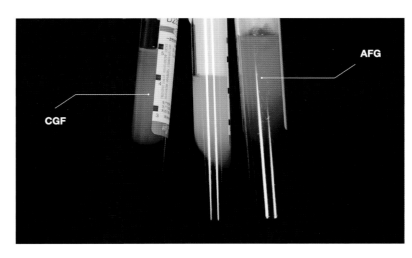

图4-6 不同标识的试管（红管、白管）离心12分钟后获得不同的分层

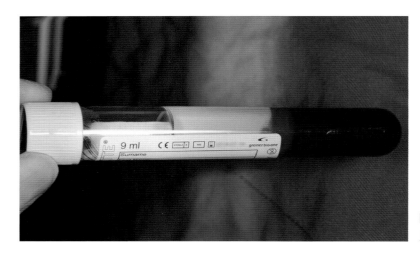

图4-7 白管离心后获得红黄交界清晰的分层，最上方是为AFG液体

CGF/PRF膜制备

离心后血液从上至下明显分为3层：①最上部是贫血小板血清层；②中间是聚集血小板和大量生长因子的纤维蛋白凝胶层（CGF层）；③底部为含大量红细胞的红细胞层，弃去上清液，剪去红细胞层，剩余即为CGF。CGF直视下观察为半透明凝胶状，表面光滑，质软而有弹性（图4-8）。

组织学观察见CGF为含有白细胞和血小板的纤维蛋白网格状结构[1]。将CGF凝胶从试管中夹出，在红黄交界的地方将其剪断（图4-9），通常建议保留少量红色区域，有研究指出这部分含有较多的白细胞[3]，然后将黄色凝块放入金属储存箱中，用金属盖子压紧，利用自重挤压渗出液，制备成膜也可以利用Medifuge配套的压膜盒压成薄膜（图4-10）。

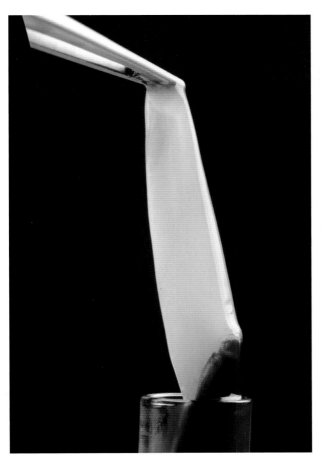

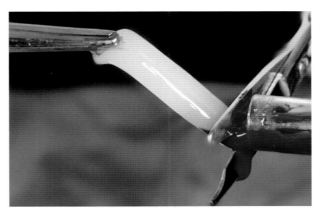

图4-9 红色试管离心完毕后获取的CGF凝块

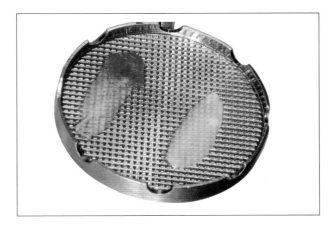

图4-8 红色试管离心完毕后获取的CGF凝块

图4-10 CGF使用配套压膜盒压制成膜

黏性骨块的制备

用注射器获得上层AFG，并与颗粒骨粉混合。

与颗粒状骨粉混合，并允5～10分钟进行聚合，以使产生黏性骨块呈黄白色（图4-11～图4-13）。为了加速AFG的聚合，在压缩CGF层后，在金属储存箱的底部采取渗出物，或者直接CGF凝块与骨粉接触，其表面的渗出液含有生长因子和红细胞层的自体凝血酶（图4-14）。因此，自动聚合将非常迅速（1～2分钟）地完成（图4-15和图4-16）。这种黏稠的骨由于纤维蛋白网络紧密相连，即使在摇晃时也不会移动，因此在愈合期间，缺损处的骨移植物的稳定性较高。

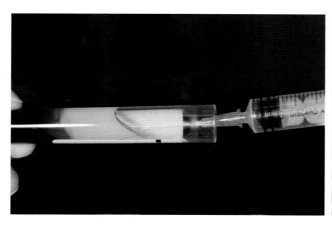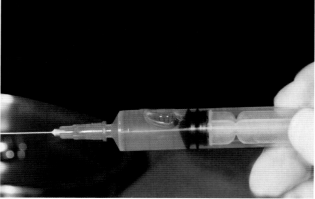

图4-11 抽取上层AFG液体

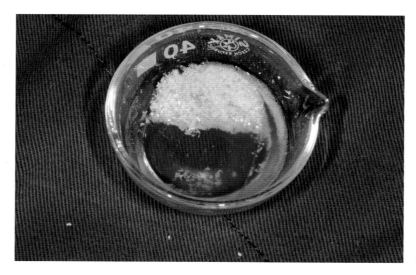

图4-12 将其加入骨粉中

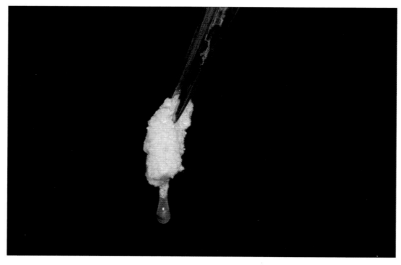

图4-13 未加CGF渗出液制作出来的黏性骨块

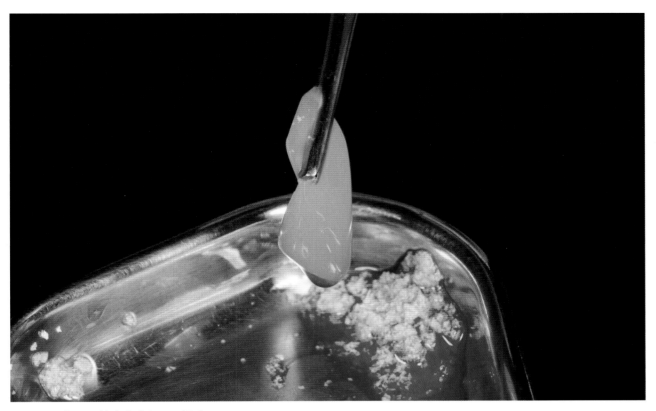

图4-14　将CGF的渗出液与AFG混合

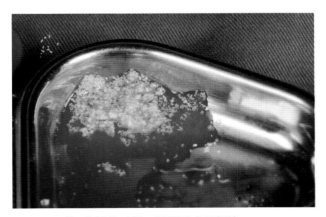

图4-15　约1分钟的时间，骨粉形成了凝块

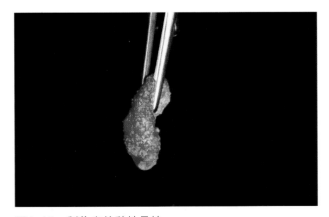

图4-16　制作出的黏性骨块

经典法制作黏性骨快

摇杯法制作黏性骨块

参考文献

[1] Honda, H., et al., Bone tissue engineering with bone marrow-derived stromal cells integrated with concentrated growth factor in Rattus norvegicus calvaria defect model. J Artif Organs, 2013. 16(3): p. 305-15.

[2] Barbu, HM, et al., Guided Bone Regeneration with Concentrated Growth Factor Enriched Bone Graft Matrix (Sticky Bone) vs. Bone-Shell Technique in Horizontal Ridge Augmentation: A Retrospective Study. J Clin Med, 2021. 10(17).

[3] Hong, S., et al., The potential application of concentrated growth factor in regenerative endodontics. Int Endod J, 2019. 52(5): p. 646-655.

CLINICAL
APPLICATION
CASES OF
STICKY
BONE

5

第5章 黏性骨块临床应用
病例解析

第1节 | 黏性骨块在牙槽嵴保存术中的临床应用病例解析

黏性骨块在下颌后牙区牙槽嵴保存术中的应用一例

📁 病例1

前言

本病例为下颌后牙区单颗牙种植修复病例。患者数年前于外院行根管治疗术，未行全冠修复，后牙体缺损至龈下，影响进食，特来我院求诊。经临床检查和评估，患牙无法保留，建议拔除后行种植修复。由于患牙牙槽骨骨量不佳，需进行牙槽嵴保存术，为后期种植修复提供足够骨量。

初诊情况

患者基本信息

性别：女

年龄：22岁

职业：大学生

主诉

右下后牙缺损数年。

现病史

患者自诉数年前该牙已于外院行根管治疗术，未行全冠修复，牙体缺损至龈下，影响进食，现于我院就诊，要求修复。

既往史

• **系统病史**

否认系统病史。

• **牙科病史**

见表5-1-1。

• **个人社会史**

不吸烟，不嗜酒。

表5-1-1　牙科病史调查表

牙周病史	□ 是　√ 否	正畸治疗史	□ 是　√ 否
修复治疗史	□ 是　√ 否	口腔外科治疗史	□ 是　√ 否
牙体牙髓治疗史	√ 是　□ 否	颞下颌关节治疗史	□ 是　√ 否
磨牙症	□ 是　√ 否	口腔黏膜治疗史	□ 是　√ 否
其他	无特殊		

家族史

无特殊。

口腔检查

• 口外检查

颌面部检查

面部比例协调，直面型，面部肤色正常。

颞下颌关节区检查

双侧关节活动度较对称，无疼痛及偏斜，开口型无偏斜，肌肉无压痛，开口度约4.0cm。

• 口内检查（图5-1-1）

牙列检查

46残根，牙龈大面积覆盖在牙根表面，牙龈稍红肿。近远中间隙基本正常，邻牙无明显向间隙处倾斜或移位。颌间距离基本正常。该患者牙龈为中厚龈生物型，牙龈质地、颜色正常。

软组织检查

舌、口底、前庭沟、软硬腭、腺体等软组织及系带附着未见异常。

咬合检查

牙尖交错位时咬合较稳定，双侧咬合基本对称。

口内一般情况检查

口内卫生情况一般，下颌舌侧可见明显牙石，牙龈稍红肿。

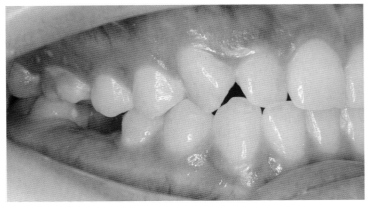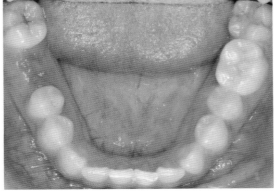

图5-1-1　初诊口内照

影像学检查（图5-1-2）

CBCT示46根周可见大范围暗影，根管内可见高密度影像。骨质正常，无疏松影像，邻牙根尖周无暗影。

诊断

46牙体缺损。

治疗计划分析

向患者及家属交代病情，全口剩余牙体情况良好，牙周以及口腔卫生状况良好，咬合关系正常。基于口内检查与影像学表现，与患者充分沟通，告知患者手术风险，治疗所需时间及费用。患者同意进行治疗，签署知情同意书。最终拟订治疗方案如下：

1. 拔除46残根。
2. 46种植修复。

具体治疗步骤

口腔卫生指导、牙周基础治疗

对患者进行口腔卫生指导，转诊牙周科行牙周基础治疗。

拔除患牙（图5-1-3）

术前告知患者术中和术后可能出现的并发症以及相应的注意事项，患者签署知情同意书。

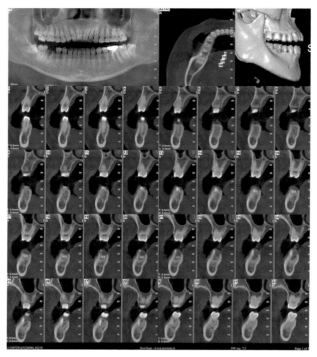

图5-1-2 术前影像学检查

术区行局部浸润麻醉，微创拔除46残根，搔刮牙槽窝至无炎症肉芽组织。发现46骨缺损较大，与患者沟通后决定行46牙槽嵴保存术后再行种植修复治疗。

牙槽嵴保存术（图5-1-4～图5-1-6）

用3管红色真空负压管和1管白色真空负压管抽取患者自体血，在离心机变速离心，取出红管中层浓缩生长因子（CGF）制取CGF膜并获取CGF萃取液；白管离心完成后可见管内呈上黄、下红的分层，抽取上层自体纤维蛋白凝胶，与Bio-Oss骨粉混合并加入CGF萃取液静置，制备黏性骨块。同时。将黏性骨块置于拔牙窝内行牙槽嵴保存术，覆盖CGF膜，严密缝合切口。

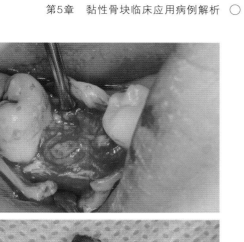

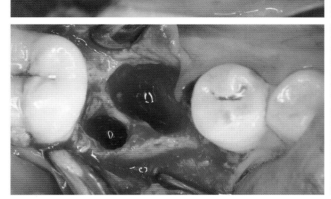

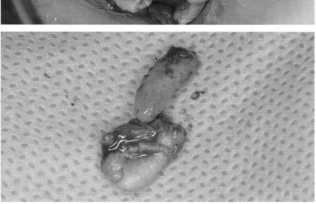

图5-1-3　微创拔除患牙

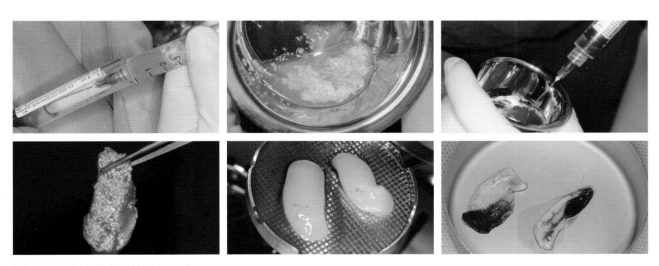

图5-1-4　制备黏性骨块及CGF膜

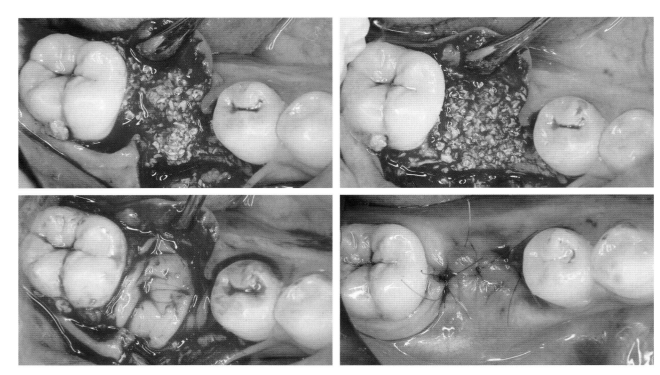

图5-1-5 植入黏性骨块，覆盖CGF膜，严密缝合

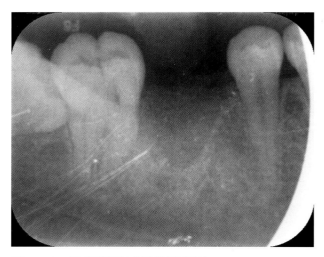

图5-1-6 牙槽嵴保存术后即刻X线片

种植一期手术（图5-1-7）

　　植骨术后6个月，软组织愈合良好。局麻下，行牙槽嵴顶横行切口，用剥离器翻全厚瓣，翻瓣充分暴露术区，用小球钻为种植体植入位置定位，先锋钻定深，放置指示杆确定种植体方向，方向无误后，用扩孔钻逐级预备种植窝洞，攻丝钻成形窝洞螺纹。将1颗种植体（Astra 5.0mm×9.0mm）用35Ncm扭矩植入46窝洞中，旋入愈合基台，严密缝合切口，棉卷压迫止血。

制取印模（图5-1-8）

　　种植术后4个月，46种植体无异常，46种植区局部消毒，旋下愈合基台，放置转移体，取聚醚硅橡胶印模，拍照比色A3，旋入愈合基台。

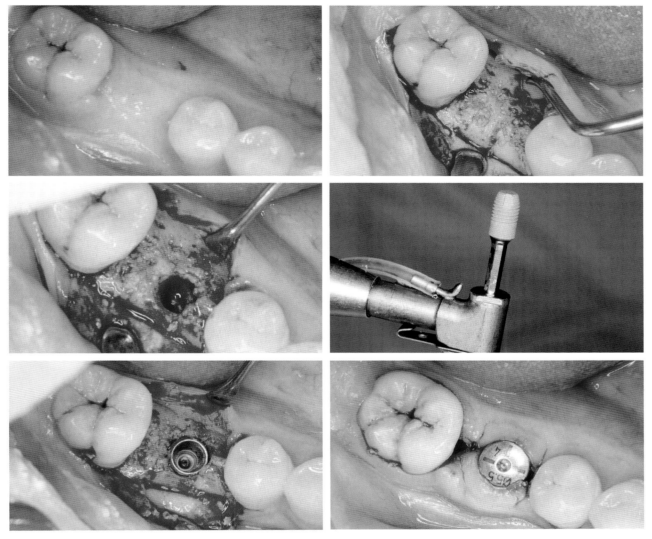

图5-1-7 种植一期手术

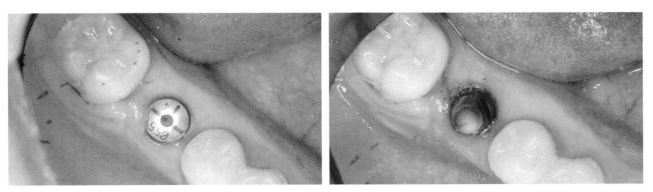

图5-1-8 制取印模

最终修复（图5-1-9）

取模3周后复诊戴牙，试戴修复基台和氧化锆全瓷冠，修复体形态颜色均良好，近远中邻面接触理想。修复基台用手动棘轮扳手逐渐加扭矩至35Ncm。拍摄X线片检查确定基台完全就位后用特氟龙+树脂充填螺丝孔，使用双固化自粘接树脂水门汀粘固全瓷冠，去除边缘多余树脂水门汀，调𬌗、抛光、消毒。患者对修复体形态、色泽、咬合均表示满意。进行口腔卫生宣教，告知患者种植修复体使用注意事项，嘱患者定期复查。

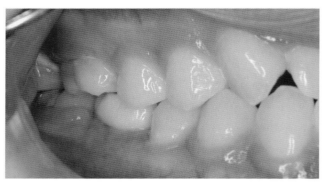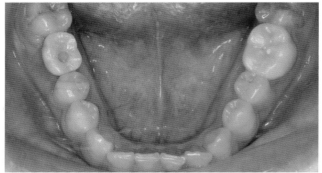

图5-1-9 戴牙后口内照

黏性骨块在全瓷桥桥体区牙槽嵴保存术中的应用一例

➕ 病例2

前言

本病例为上颌美学区单颗前牙缺失修复病例。患者原修复体不美观，后进食时自然脱落，要求重新修复。

初诊情况

患者基本信息

性别：女

年龄：40岁

职业：医疗行业

主诉

上前牙牙冠脱落3天。

现病史

3天前，患者进食时牙冠脱落，自觉口内牙齿

发臭，影响美观，特来我院求诊。

既往史

• **系统病史**

否认系统病史。

• **牙科病史**

见表5-1-2。

• **个人社会史**

不吸烟，不嗜酒。

表5-1-2 牙科病史调查表

牙周病史	□ 是 　√ 否	正畸治疗史	□ 是 　√ 否
修复治疗史	√ 是 　□ 否	口腔外科治疗史	□ 是 　√ 否
牙体牙髓治疗史	√ 是 　□ 否	颞下颌关节治疗史	□ 是 　√ 否
磨牙症	□ 是 　√ 否	口腔黏膜治疗史	□ 是 　√ 否
其他	无特殊		

家族史

无特殊。

全身情况

无特殊。

口腔检查

- **口外检查**

  颌面部检查

  面部比例协调，直面型，面部肤色正常。

  颞下颌关节区检查

  双侧关节活动度较对称，无疼痛及偏斜，开口型无偏斜，肌肉无压痛，开口度约三横指。

- **口内检查**

  牙列检查

  22-24牙体呈预备状，残留大量白色粘接剂，23叩诊（＋）。

  11、21为外院种植修复，薄龈生物型，可见基台边缘透出。11、21牙龈曲线对称，无软组织缺损。

  软组织检查

  舌、口底、前庭沟、软硬腭、腺体等软组织及系带附着未见异常。

  咬合检查

  前牙覆𬌗覆盖基本正常。

  牙尖交错位时咬合较稳定，双侧咬合基本对称。

  口内一般情况检查

  菌斑（√）；牙石（√）；口臭（×）；溃疡/红肿/脓肿（×）。

影像学检查（图5-1-10）

CBCT示23根尖低密度暗影，根管内见高密度充填影。唇侧骨板缺如。

诊断

23根尖周炎。

22、24牙体缺损。

具体治疗步骤

牙周治疗

- **口腔卫生指导**

  口腔卫生宣教及指导。

- **牙周基础治疗**

  全口牙周洁治，控制菌斑。

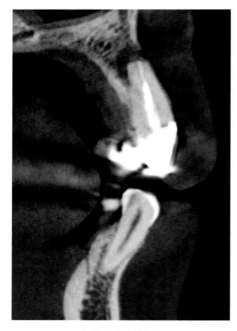

图5-1-10 术前影像学检查

种植外科治疗（图5-1-11～图5-1-23）

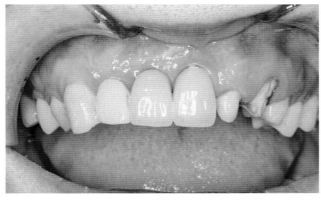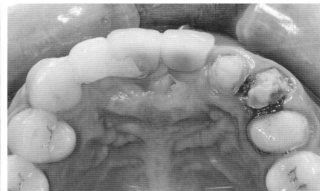

图5-1-11　术前口内照，可见23牙体缺损较大，牙体组织龋坏

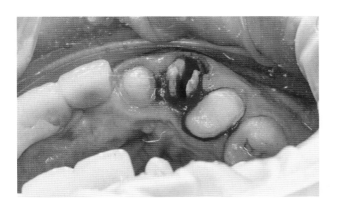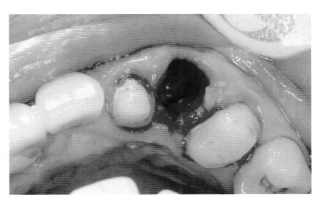

图5-1-12　高速涡轮机唇舌向分根

图5-1-13　微创拔除患牙

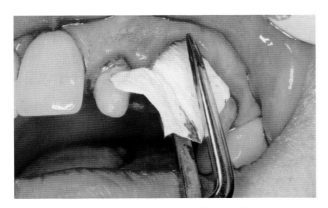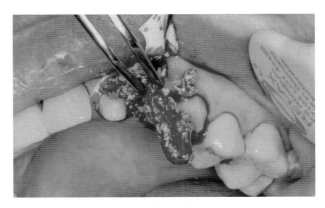

图5-1-14　拔牙位点唇侧置入可吸收胶原膜

图5-1-15　充填制备好的黏性骨块

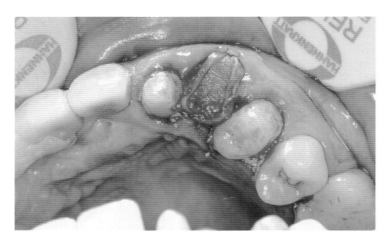

图5-1-16 表面覆盖CGF膜

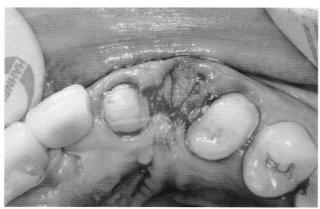
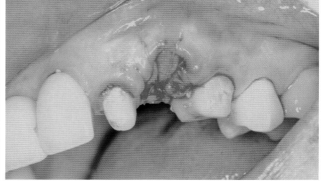

图5-1-17 水平褥式交叉缝合

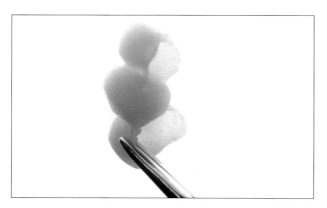

图5-1-18 椅旁制作临时修复体

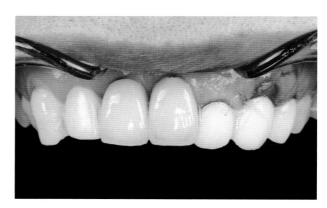

图5-1-19 临时修复体口内佩戴

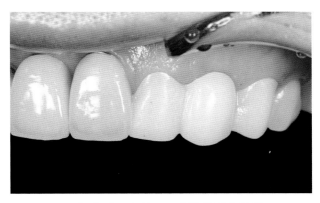

图5-1-20 术后3个月复诊，23龈缘往冠方诱导

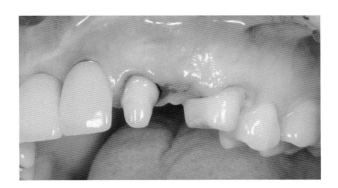

图5-1-22 重新预备基牙行永久修复

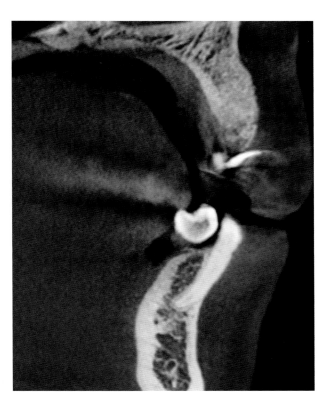

图5-1-21 影像学检查示拔牙位点轮廓保存完好，原来根方暗影区域已经消失

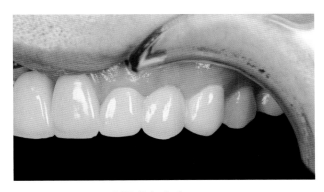

图5-1-23 22-24桥体修复完成

随访及维护

告知患者戴牙后注意事项，再次进行口腔卫生宣教，嘱定期复诊。

讨论

本病例23外院根管治疗后根尖暗影形成，健康牙体组织剩余较少，经沟通患者选择拔除23。缺失牙的常规修复方式除了种植还有活动义齿、固定义齿等方式。本病例中患者由于之前行22-24联冠修复，基牙均需再修复，所以进行固定桥修复，相较于种植修复创伤小、治疗周期短、费用少，患者最终选择固定修复。同时，由于23唇侧骨板菲薄，考虑到拔除23之后存在的软硬组织改建，在拔除同期使用黏性骨块进行牙槽嵴保存，使得位于前牙的桥体区组织量充足，获得了良好的仿生效果。

第2节 | 黏性骨块在即刻种植中的临床应用病例解析

黏性骨块在美学区单颗前牙即刻种植中的应用一例

📁 病例1

前言

本病例为上颌美学区单颗前牙种植修复病例。经临床检查和评估，患牙无法保留，唇侧骨壁基本完整。因职业关系，患者完全无法接受缺牙期的存在，要求采取即拔即种、即刻修复的治疗方案。

初诊情况

患者基本信息

性别：女

年龄：42岁

职业：未知

主诉

上前牙松动1周。

现病史

上前牙10年前因外伤变色，当时未予处理。1周前患者自觉牙齿松动，特来我院求诊。

既往史

• **系统病史**

否认系统病史。

• **牙科病史**

见表5-2-1。

• **个人社会史**

不吸烟，不嗜酒。

家族史

无特殊。

表5-2-1　牙科病史调查表

牙周病史	□ 是　√ 否	正畸治疗史	□ 是　√ 否
修复治疗史	□ 是　√ 否	口腔外科治疗史	□ 是　√ 否
牙体牙髓治疗史	□ 是　√ 否	颞下颌关节治疗史	□ 是　√ 否
磨牙症	□ 是　√ 否	口腔黏膜治疗史	□ 是　√ 否
其他	无特殊		

全身情况

无特殊。

口腔检查

• **口外检查**

颌面部检查

面部比例协调，直面型，面部肤色正常。

颞下颌关节区检查

双侧关节活动度较对称，无疼痛及偏斜，开口型无偏斜，肌肉无压痛，开口度约三横指。

• **口内检查**

牙列检查

21松动Ⅲ度，牙体变色发灰，牙龈红肿。21近远中间隙约7mm，牙体形态为尖圆形，中位笑线。

软组织检查

舌、口底、前庭沟、软硬腭、腺体等软组织及系带附着未见异常。

咬合检查

前牙覆𬌗覆盖基本正常。

牙尖交错位时咬合较稳定，双侧咬合基本对称。

口内一般情况检查

菌斑（√）；牙石（×）；口臭（×）；溃疡/红肿/脓肿（×）。

影像学检查（图5-2-1）

CBCT示21可见明显折裂线，断端平齐牙槽骨。21唇侧牙槽骨厚约1mm。

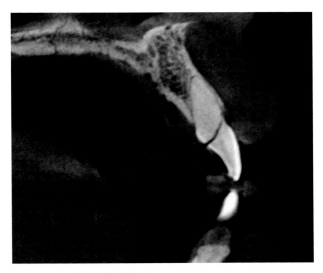

图5-2-1　术前影像学检查

诊断

21冠根折。

具体治疗步骤

牙周治疗

- **口腔卫生指导**

  口腔卫生宣教及指导。

- **牙周基础治疗**

  全口牙周洁治，控制菌斑。

种植外科治疗（图5-2-2～图5-2-22）

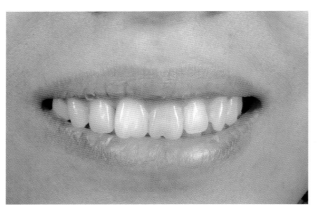

图5-2-2　术前口内照，可见21变色发灰

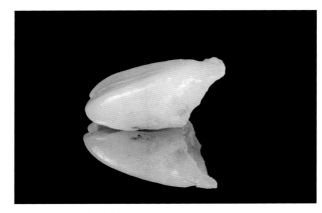

图5-2-3　拔除的断冠

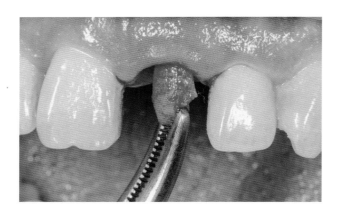

图5-2-4　微创拔除断根

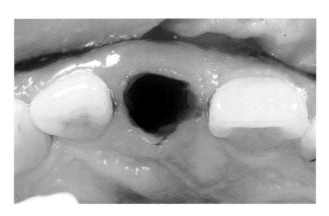

图5-2-5　探查唇侧骨板完整

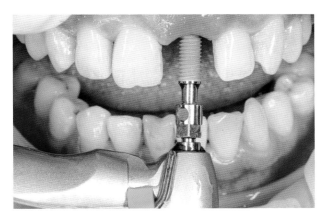

图5-2-6　不翻瓣植入种植体

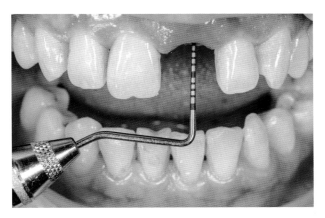

图5-2-7　牙周探针确认种植体植入深度

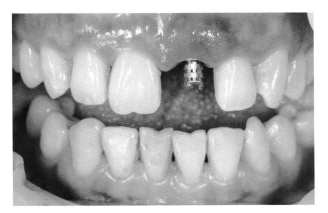

图5-2-8　种植体上安放临时基台

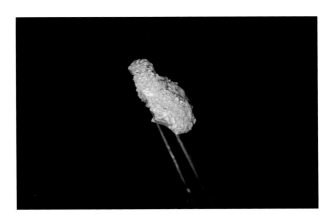

图5-2-9　体外制备黏性骨块

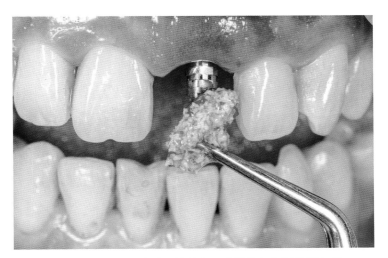

图5-2-10　将制备好的黏性骨块填塞至种植体与唇侧骨板之间

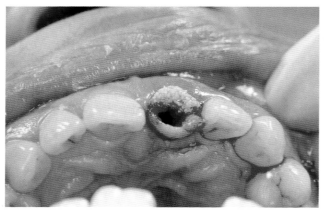

图5-2-11 双区植骨，起到支撑维持软组织轮廓的作用

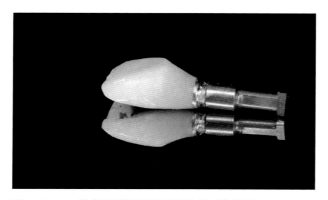

图5-2-12 椅旁即刻制作种植固定临时修复体

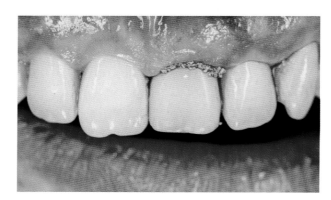

图5-2-13 戴入种植固定临时修复体

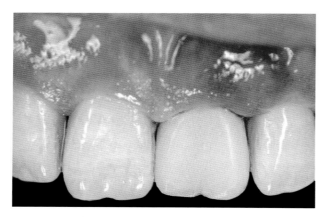

图5-2-14 临时修复体佩戴后正面观

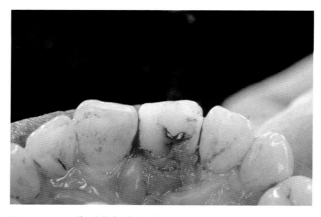

图5-2-15 临时修复体佩戴后腭侧观

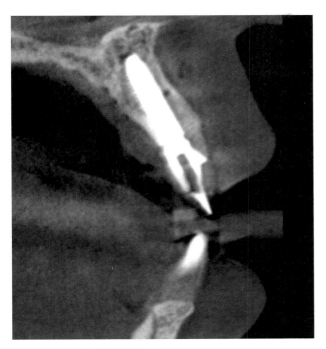

图5-2-16　术后影像学检查

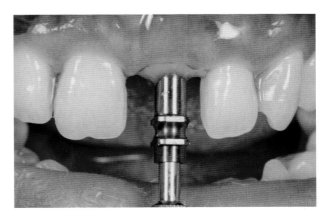

图5-2-18　个性化转移杆转移龈缘形态

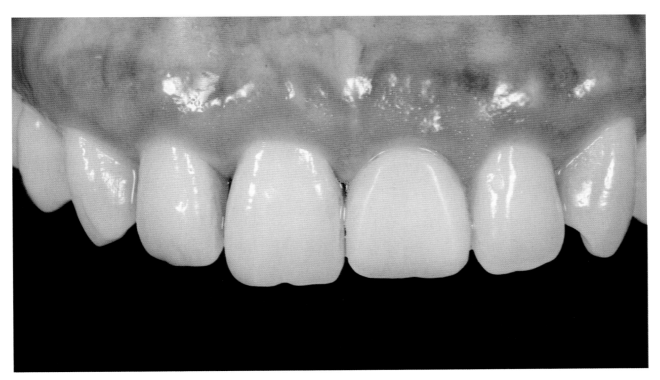

图5-2-17　术后4个月

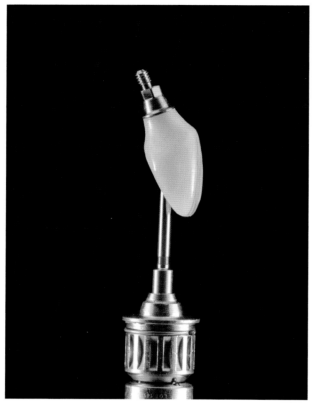

图5-2-19 永久修复体

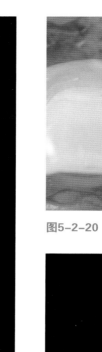

图5-2-20 形态良好的牙龈袖口和穿龈轮廓

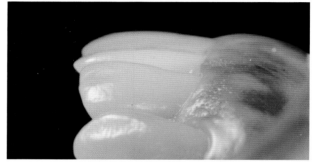

图5-2-21 侧面观,可见牙槽嵴形态丰满

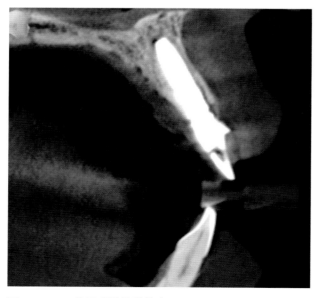

图5-2-22 戴牙后影像学检查

随访及维护

告知患者戴牙后注意事项,再次进行口腔卫生宣教,嘱定期复诊。

讨论

本病例为前牙外伤折断，如何最大限度地保留原有牙龈及牙槽骨轮廓为考虑重点。在植骨材料的处理中，相较于常规的跳跃间隙植骨，本病例使用了"双区技术（dual-zone therapeutic concept）"，即将植骨材料充填到基台周围的间隙中，包括骨区和软组织区两个部分，骨移植材料充当支架来支撑牙槽嵴轮廓和种植体周围软组织，黏性骨块自身的稳定性和易操作性使得支撑效果可预期。软组织区骨移植材料充填至游离龈的高度，然后安装临时修复体，用牙周探针将多余的骨移植材料移到组织区龈缘的根端，临时修复体在愈合过程中负责冠方封闭，最后获得了良好的美学效果。

黏性骨块及盾构术在前牙美学区即刻种植中的应用一例

➕ 病例2

前言

本病例患者3天前因外伤导致上前牙多颗牙折断，严重影响其美观及职业，特来我院就诊。经临床检查和评估，患牙11因折断后剩余牙体组织较多，可考虑根管治疗后冠修复。患牙21、22因剩余牙体组织较少，无法保留，但患牙牙根完整、无松动、无龋坏，骨折线唇侧位于龈上，故试行盾构术通过保留牙片维持牙槽骨轮廓及牙龈乳头美观。

初诊情况

患者基本信息

性别：女

年龄：33岁

职业：护士

主诉

上前牙因外伤折断影响美观及发音3天。

现病史

3天前患者受外伤，上颌前牙折断，影响美观与进食，来我院就诊。

既往史

• **系统病史**

否认系统病史。

• **牙科病史**

见表5-2-2。

表5-2-2 牙科病史调查表

牙周病史	□是 √否	正畸治疗史	□是 √否
修复治疗史	□是 √否	口腔外科治疗史	□是 √否
牙体牙髓治疗史	□是 √否	颞下颌关节治疗史	□是 √否
磨牙症	□是 √否	口腔黏膜治疗史	□是 √否
其他	无特殊		

- **个人社会史**

　　不吸烟，不嗜酒。

家族史

　　无特殊。

全身情况

　　无特殊。

口腔检查

- **口外检查**（图5-2-23）

　　颌面部检查

　　面部基本对称，直面型，低位笑线。

　　颞下颌关节区检查

　　双侧关节活动度较对称，无疼痛及偏斜，开口型无偏斜，肌肉无压痛，开口度约4.3cm。

- **口内检查**（图5-2-24）

　　牙列检查

　　11、21、22牙外伤。

　　11冠折，远中切1/3至近中牙龈乳头折断，殆面观露髓，叩诊不适。

　　21、22冠折，舌侧至龈下，露髓，叩诊疼痛。

　　余牙无明显异常。

　　软组织检查

　　11龈缘水平与12齐平，21龈缘高于11龈缘1.5mm，22龈缘低于21龈缘0.5mm。

　　其余无明显异常。

　　咬合检查

　　前牙覆殆覆盖基本正常。

　　牙尖交错位时咬合较稳定，双侧咬合基本对称。

　　口内一般情况检查

　　菌斑（√）；牙石（√）；口臭（×）；溃疡/红肿/脓肿（×）。

影像学检查（图5-2-25）

　　11冠折，折裂位于龈缘之上。

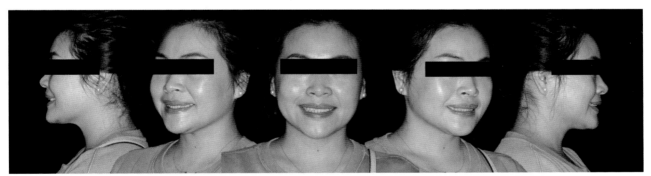

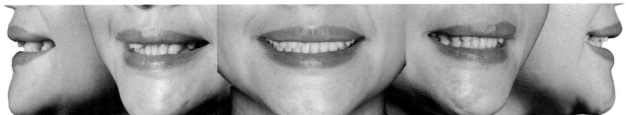

图5-2-23　初诊面像照和面下1/3照

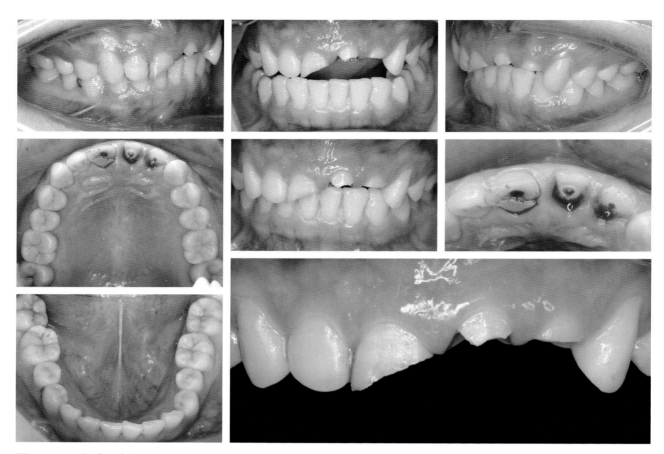

图5-2-24 初诊口内照

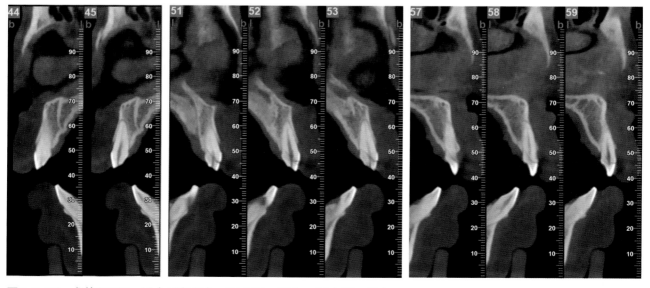

图5-2-25 术前CBCT：11（44和45）、21（51~53）、22（57~59）

21、22牙体折裂位于牙槽嵴顶之下。

21牙齿位置偏向于牙槽骨唇侧，腭侧骨质丰满。

诊断

11、21、22牙体缺损。

治疗计划分析

CBCT显示11折裂仅局限于冠方，未累及根部，可以保留。21、22折裂处位于牙槽嵴顶之下，无法保留患牙，只能拔除。根据患牙保留情况，制订如下治疗方案。

方案1：11根管治疗，行纤维桩+全瓷冠修复。21、22采用活动义齿修复。

此治疗方案优点为治疗费用较低；缺点为美观性及舒适度较差。

方案2：11根管治疗。21、22拔除。3个月后，采用11、21、22、23联冠修复。

此治疗方案优点为不需要手术治疗，且可恢复一定的美观及舒适性，治疗费用适中；缺点为需要磨损健康的23，治疗后可能存在龋病隐患，如需根管治疗需要拆除连桥。

方案3：11根管治疗，行纤维桩+全瓷冠修复。21、22植入2颗种植体。

此治疗方案优点为美观性及舒适度良好，术后咀嚼效率最高；缺点为治疗费用相对较高，术后21、22之间牙龈乳头易缺陷。

方案4：11根管治疗，行纤维桩+全瓷冠修复。21位点种植，行21单端种植桥修复21、22。

此治疗方案优点为美观性及舒适度良好，术后咀嚼效率良好，费用相对适中；缺点为患者21、22桥体不易清洁。

与患者进行病情沟通，交代各方案优缺点，患者选择方案4，对治疗方案知情且接受。

根据患者牙槽骨及牙根位置关系，符合即刻种植基本条件。且患者21、22牙根完整无松动、无龋坏，骨折线唇侧位于龈上，可以保留牙片维持患者牙槽骨轮廓及牙龈乳头美观。故最终治疗计划按时间顺序安排如下：

1. 制取上下颌模型及CBCT进行种植导板设计、诊断蜡型制作。

2. 转诊牙体牙髓病科行11根管治疗，21、22拔髓治疗。

3. 11纤维桩+全瓷冠修复（后期修复与种植修复同步）。

4. 21唇侧盾构术+即刻种植、22近中唇侧盾构术+牙槽嵴保存术。

对患者行术前美学风险评估（表5-2-3）。告知患者术中及术后注意事项及可能的并发症，患者知情同意，签署知情同意书。

具体治疗步骤

术前准备

1. 拍摄患者口内照片与CBCT，进行11、21、22美学分析与设计。

2. 上下颌藻酸盐及硅橡胶取模，灌制上下颌石膏模型，藻酸盐模型制作诊断蜡型，硅橡胶模型进行模型扫描。

表5-2-3　种植美学风险评估表

风险因素	低	中	高
健康状况	健康，免疫功能正常		免疫功能低下
吸烟习惯	不吸烟	少量吸烟（＜10支/天）	大量吸烟（＞10支/天）
患者美学期望值	低	中	高
笑线	低位	中位	高位
牙龈生物型	低弧线，厚龈生物型	中弧线，中厚龈生物型	高弧线，薄龈生物型
牙冠形态	方圆形	卵圆形	尖圆形
位点感染情况	无	慢性	急性
邻牙牙槽嵴高度	到接触点＜5mm	到接触点5.5~6.5mm	到接触点＞7mm
邻牙修复状态	无修复体		有修复体
缺牙间隙的宽度	单颗牙＞7mm	单颗牙≤7mm	2颗牙或2颗牙以上
软组织解剖	软组织完整		软组织缺损
牙槽嵴解剖	无骨缺损	水平向骨缺损	垂直向骨缺损

3. 合并CBCT与模型扫描数据，根据患者情况设计种植体位置及种植支持式临时修复体设计。

4. 3D打印11外科种植导板及临时修复体。准备临时基台。

5. 转诊牙体牙髓科行根管治疗。

11牙体预备及21、22术前修整（图5-2-26）

1. 术前11桩道预备，纤维桩树脂核固位，全冠牙体预备11。

2. 修整21及22冠部，使其与龈缘平齐。扩大21、22根管口宽度。

3. 试戴种植导板，检查导板的密合度及稳定性。导板就位正常、稳定。

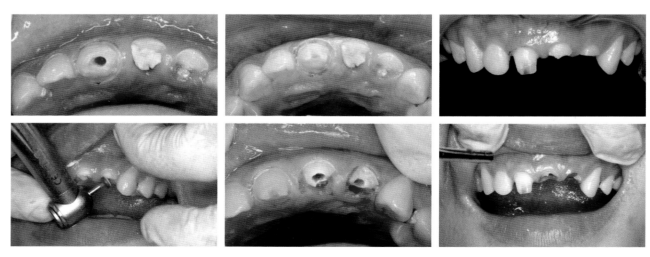

图5-2-26　术前进行11的桩道预备，21、22牙齿修整

一期手术（图5-2-27～图5-2-31）

术区消毒，局部浸润麻醉上颌前牙区。抽取患者静脉血4管，其中红色离心管3管、白色离心管1管，置入CGF离心机，变速离心13分钟。离心后取白色离心管上清液自体纤维凝胶蛋白与骨粉混合，放置。红管3管取CGF凝胶，去除红色尾端。采用CGF制膜钳挤压CGF使其成为膜状，挤压液一同注入骨粉混合物中。

选用Root Membrane Kit工具盒沿21牙根近远中向分根，将21分成唇侧、腭侧2片牙根，微创拔除21腭侧根片，采用工具盒根片修整车针对21唇侧根片进行修整，使其平齐牙槽嵴顶，厚1～1.5mm。

沿22牙根近远中向分根，预计保留22近中牙片、唇侧牙片。拔除过程中因分根不完全致使牙片松动，无法保存，故而拔除22全部牙片。

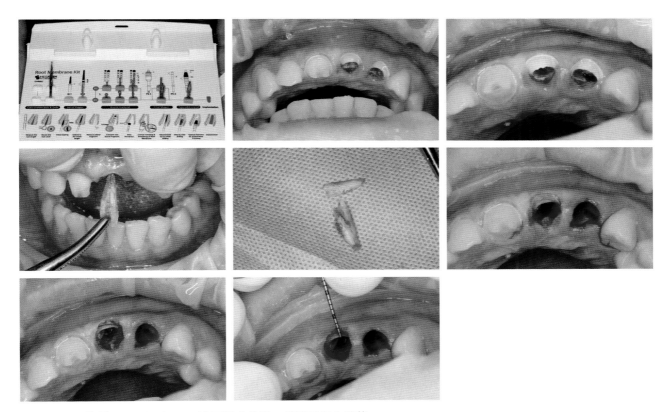

图5-2-27　使用Root Membrane Kit工具盒分根、拔牙后根片修整

佩戴种植半程导板配用通用导板工具盒。依照种植导板指示定点定位，逐级扩孔。植入Nobel Active NP 3.5mm×13mm种植体，终末扭矩40Ncm。检查种植体植入角度与牙长轴关系后，拧入覆盖螺丝。

此时骨粉与血液提取物混合成为胶冻状黏性骨。取部分黏性骨填入21种植体与牙片之间间隙。其余黏性骨填入22拔牙窝内进行牙槽嵴保存。

更换21覆盖螺丝为愈合基台，1片CGF膜封闭21手术创口，缝合。2片CGF膜封闭22拔牙窝，严密缝合。

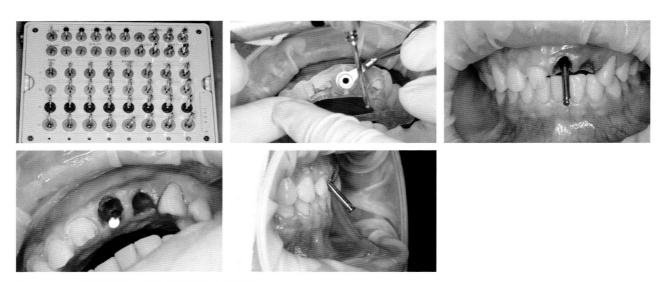

图5-2-28 通用导板工具盒指导种植窝洞预备

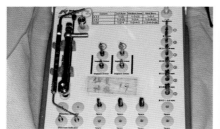
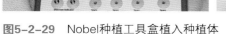
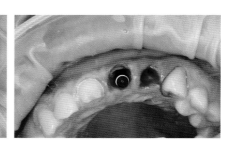

图5-2-29 Nobel种植工具盒植入种植体

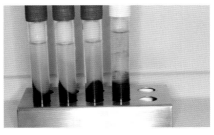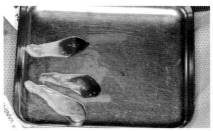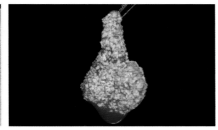

图5-2-30 CGF与黏性骨块制备

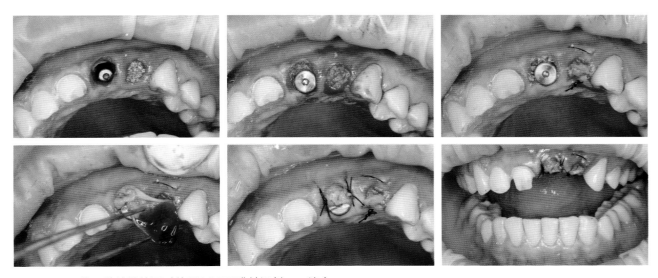

图5-2-31 植入黏性骨的同时使用CGF压膜封闭创口，缝合

即刻修复（图5-2-32）

术后通过诊断蜡型制作11固定临时修复体，21种植支持式单端临时桥，修整21穿龈轮廓。更换患者口内愈合基台。调空21、22咬合。嘱患者种植术后注意事项，2周后拆线复诊。

最终修复（图5-2-33～图5-2-37）

术后4个月复查，CBCT显示骨结合良好，无暗影吸收。根片位置与种植体间距理想。口内显示患者21区唇侧轮廓丰满，22区唇侧略微塌陷。21叩诊无不适，约诊取模。取下11临时修复体，21、22种植支持式临时修复体。精修11肩台及边缘。数字化口扫制取患者上下颌及咬合模型，寄送加工厂。制作11氧化锆全瓷冠，21、22采用原厂基台，种植支持式单端氧化锆固定桥。

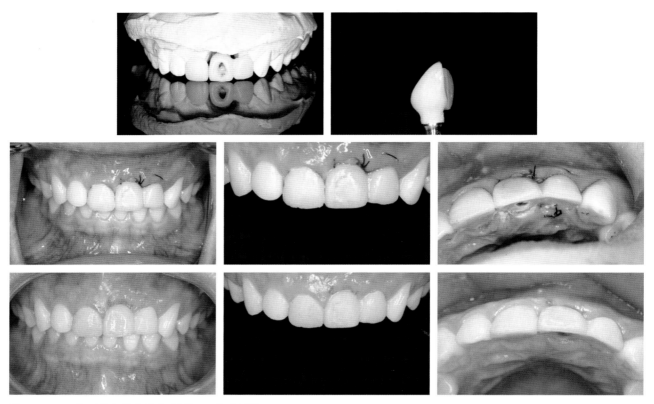

图5-2-32 临时修复体制作与佩戴，2周后拆线

试戴最终修复基台及修复体，边缘密合、邻接正常、颜色协调。旋紧基台至35Ncm，就位后用特氟龙充填螺丝孔，使用双固化树脂水门汀粘接11氧化锆全瓷冠，玻璃离子粘接21、22种植支持式单端桥。调𬌗、抛光、消毒。患者对修复体表示满意。

随访及维护

告知患者戴牙后注意事项，再次进行口腔卫生宣教，嘱定期复诊。

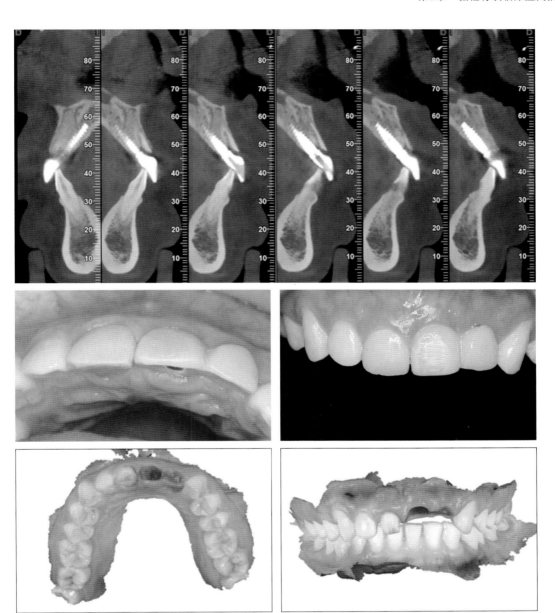

图5-2-33　临时修复4个月后，CBCT示21种植体骨结合良好，制取数字化印模

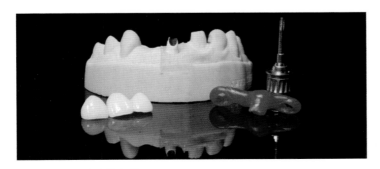

图5-2-34　最终修复体

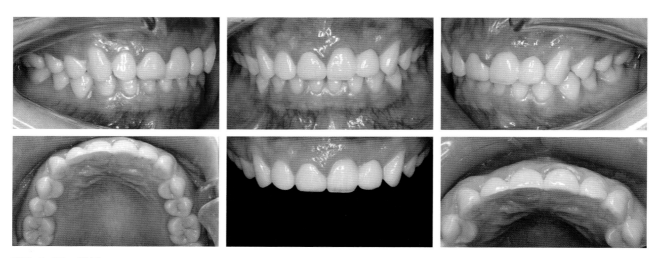

图5-2-35　戴牙

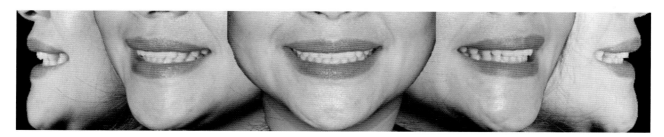

图5-2-36　戴牙后面下1/3照

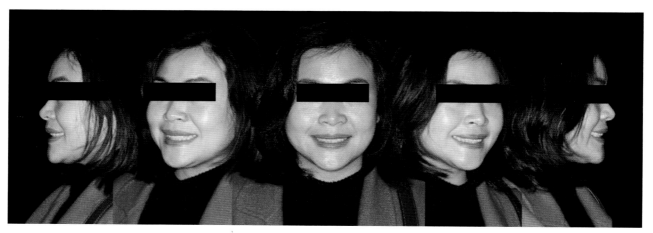

图5-2-37　戴牙后面像照

黏性骨块及盾构术在前牙美学区即刻种植中的应用一例

📂 病例3

前言

本病例为上颌美学区单颗前牙种植修复病例。患者因外伤导致前牙冠折，经临床评估无法保留，根尖周无明显炎症，唇侧骨壁基本完整，故采用即刻种植中的盾构术完成修复，患者美学期望较高。

初诊情况

患者基本信息

性别：女

年龄：21岁

职业：学生

现病史

3天前，患者因外伤导致前牙冠折，于我院外科就诊，转诊修复科会诊能否保留牙齿。现于我科就诊，要求尽量长久地修复缺失牙。

主诉

上颌前牙外伤3天。

既往史

• **系统病史**

否认系统病史。

• **牙科病史**

见表5-2-4。

表5-2-4 牙科病史调查表

牙周病史	□是　√否	正畸治疗史	□是　√否
修复治疗史	□是　√否	口腔外科治疗史	□是　√否
牙体牙髓治疗史	□是　√否	颞下颌关节治疗史	□是　√否
磨牙症	□是　√否	口腔黏膜治疗史	□是　√否
其他	无特殊		

·个人社会史

不吸烟，不嗜酒。

口腔检查

·口外检查（图5-2-38和图5-2-39）

颌面部检查

面容丰满，左右对称，凸面型，高位笑线。

颞下颌关节区检查

双侧关节活动度较对称，无疼痛及偏斜，开口型无偏斜，肌肉无压痛，开口度约4.5cm。

·口内检查（图5-2-40和图5-2-41）

牙列检查

患者11、21松动Ⅲ度，探诊疼痛，冷诊疼痛，叩（＋）。邻牙无明显倾斜、移位，不松动，牙体完好。

软组织检查

舌、口底、前庭沟、唇颊、软硬腭、腺体等软组织未见异常。

咬合检查

前牙覆𬌗覆盖正常。

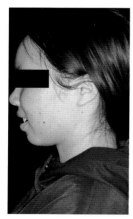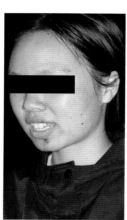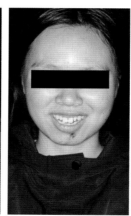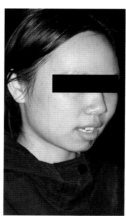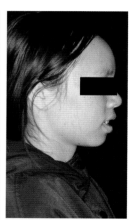

图5-2-38 治疗前面像照

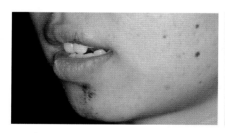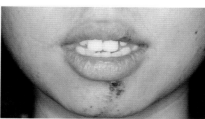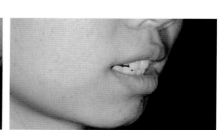

图5-2-39 治疗前面下1/3照

口内一般情况检查

口内卫生情况一般，全口可见少量软垢，牙龈稍红肿。

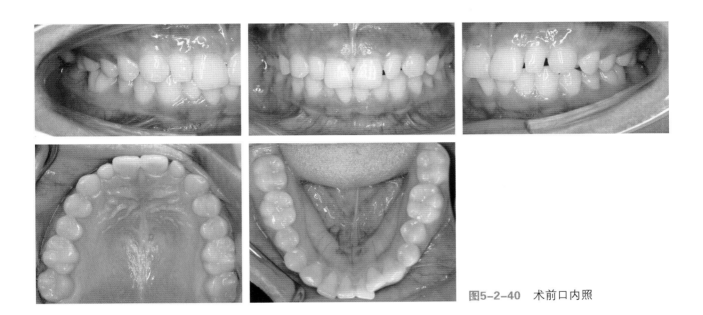

图5-2-40　术前口内照

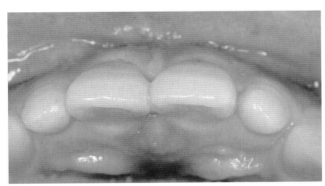

图5-2-41　治疗前口内局部照

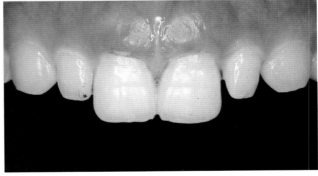

美学分析

• 唇齿分析（表5-2-5）

表5-2-5　唇齿分析

息止颌位时牙齿暴露		笑线	
	上颌2~4mm 下颌2mm		高位
切缘曲线与下唇关系			
	圆凸型		不接触型
微笑宽度		唇廊	
	10颗		正常
上颌中切牙中间线与面中线的关系		𬌗平面与口角连线的关系	
	居中相符		正常

• 牙齿分析（表5-2-6）

表5-2-6　牙齿分析

上颌与下颌切牙中间线的关系		牙冠形态	
	右偏1mm		卵圆形
牙齿表面结构			
宏观结构	无	微观结构	无
上颌中切牙宽长比			
11	87%	21	88%

齿龈分析（表5-2-7）

表5-2-7　齿龈分析

上前牙牙齿分析		上前牙牙龈分析	
牙齿形态	正常	牙龈边缘	对称
牙齿比例	异常	牙龈乳头	存在
切牙间角	正常	牙龈生物型	薄
牙体长轴	异常	牙龈病理变化	牙龈炎症
牙齿排列	正常	龈缘顶点	规则

影像学检查（图5-2-42）

　　CBCT显示11、21根折至牙槽骨下，唇侧骨板完整厚约1.5mm，牙槽骨宽约7.5mm、高约17.1mm，牙折位点根尖无感染和急性炎症。

诊断

11、21根折。

12、22过小牙。

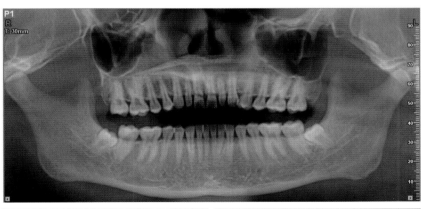

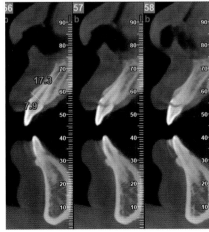
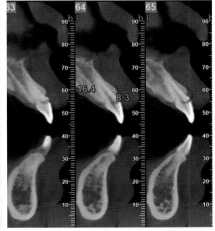

图5-2-42　治疗前CBCT影像

治疗计划分析

全口牙周基础治疗。

拔除11、21。通过活动义齿或种植体支持式固定义齿修复11、21。

12、22贴面修复。

与患者沟通后，患者拒绝贴面修复12、22，同意种植义齿修复11、21，并签署知情同意书。结合患者需求，综合评估患者全身状况，且患牙唇侧骨板较理想，建议进行拔牙后即刻种植，若种植体初期稳定性满足要求，还可进行即刻修复。由于患者是高位笑线，且其唇侧根面完整、无裂痕，故拟通过盾构术保留唇侧根片，以改善后期整体美学效果（表5-2-8）。

具体治疗步骤

口腔卫生指导、牙周基础治疗

对患者进行口腔卫生指导，转诊牙周科行牙周基础治疗。

术前设计与种植方案设计

术前拍摄CBCT、口内临床照片，进行种植位点分析与牙槽骨测量，从CBCT图像可见11、21折裂线位于牙槽骨下，拟种植位点唇侧骨板完整（＞1mm）。在11、21位点拟分别植入Nobel Active 3.5mm×13mm种植体。

表5-2-8 种植美学风险评估表

风险因素	低	中	高
健康状况	健康，免疫功能正常		免疫功能低下
吸烟习惯	不吸烟	少量吸烟（＜10支/天）	大量吸烟（＞10支/天）
患者美学期望值	低	中	高
笑线	低位	中位	高位
牙龈生物型	低弧线，厚龈生物型	中弧线，中厚龈生物型	高弧线，薄龈生物型
牙冠形态	方圆形	卵圆形	尖圆形
位点感染情况	无	慢性	急性
邻牙牙槽嵴高度	到接触点＜5mm	到接触点5.5～6.5mm	到接触点＞7mm
邻牙修复状态	无修复体		有修复体
缺牙间隙的宽度	单颗牙＞7mm	单颗牙≤7mm	2颗牙或2颗牙以上
软组织解剖	软组织完整		软组织缺损
牙槽嵴解剖	无骨缺损	水平向骨缺损	垂直向骨缺损

微创拔除11、21牙冠，制备根片（图5-2-43和图5-2-44）

全口消毒，11、21位点唇侧、腭侧和牙槽嵴顶黏膜下注射含1∶100000肾上腺素的阿替卡因肾上腺素注射液行黏膜下浸润麻醉。用探针进行牙周膜分离，用拔牙钳拔除牙冠部分，可清晰地看到断缘较深，位于牙槽嵴下，与术前评估相一致。用Root Membrane Kit工具盒进行根片的逐级预备，11保留唇侧大约1.5mm的根片，12在制备根片时牙根松动、脱出。

种植一期手术（图5-2-45～图5-2-48）

用3管红色真空负压管和1管白色真空负压管抽取患者自体血，离心制取CGF和自体纤维凝胶，将离心所得自体纤维凝胶与Bio-Oss骨粉混合并滴入CGF萃取液，制取黏性骨块。然

后，用先锋钻在11、21牙槽窝的腭侧中份定点逐级扩孔，指示杆检查拟植入深度和方向无误后，分别于11、21牙槽窝植入Nobel Active NP 3.5mm×13mm种植体，初期扭矩达到35Ncm，旋入覆盖螺丝，在唇侧跳跃间隙植入黏性骨块，并在软组织区植入黏性骨块，覆盖CGF膜，换大直径的愈合基台。

临时义齿修复（图5-2-49～图5-2-51）

种植术后旋下愈合基台，安装替代体，常规聚醚硅橡胶制取印模，技工室制作临时修复体。高度抛光，消毒，口内试戴，将咬合调至与下前牙间隔约1mm，将扭矩调整至15Ncm。嘱患者保持局部清洁，告诫其临时修复体仅美观功能，切不可啃咬食物。

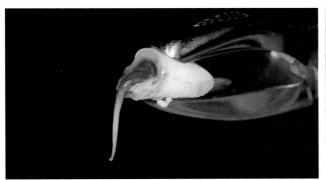
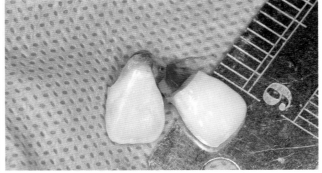
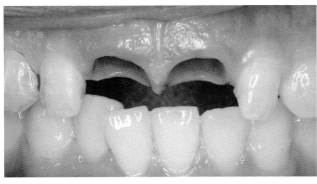
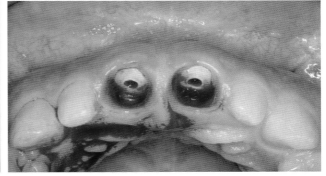

图5-2-43　拔除断冠

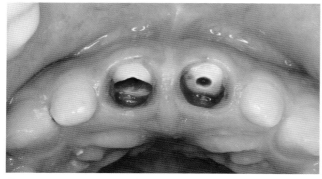
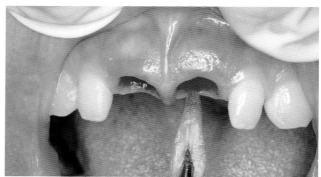

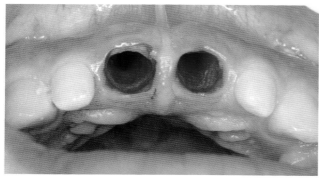

图5-2-44　根片预备

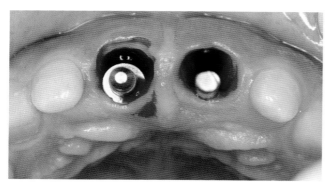
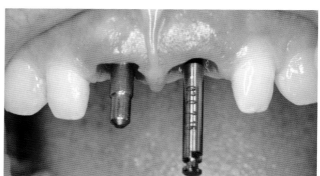

图5-2-45　拔牙窝预备，指示杆观察预备方向

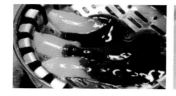
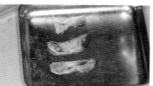
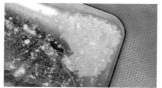
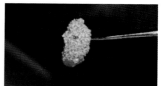

图5-2-46　制备CGF膜及黏性骨块

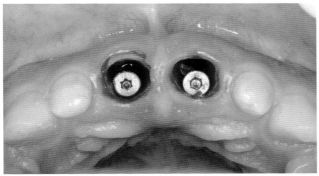

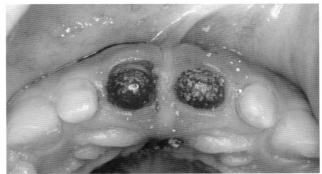

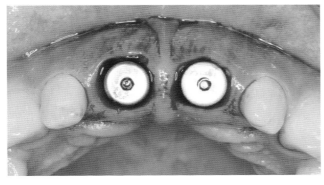

图5-2-47 跳跃间隙植骨至软组织水平愈合基台暂时关闭术区

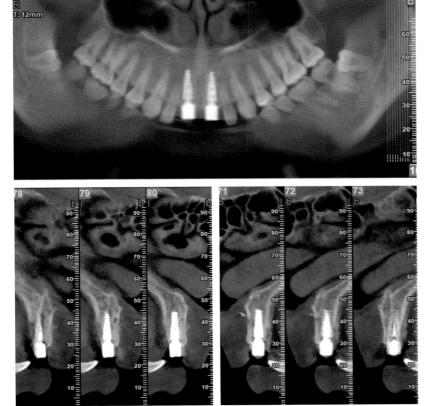

图5-2-48 种植术后即刻CBCT可见唇侧骨厚约3mm

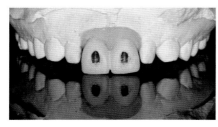
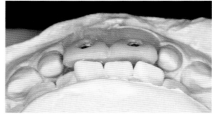
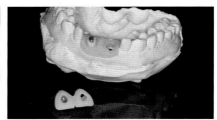

图5-2-49　即刻制取印模制作种植体支持式临时修复体

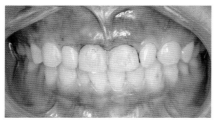
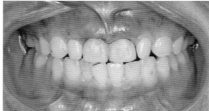
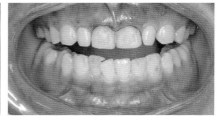

图5-2-50　口内安装临时修复体

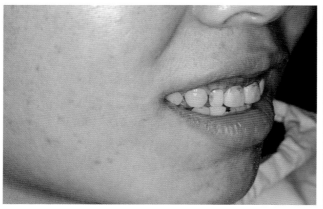
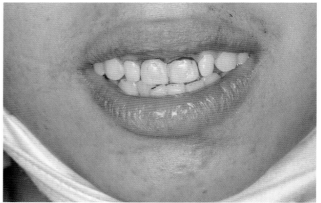

图5-2-51　安装临时修复体后的面下1/3照

制作最终修复体（图5-2-52～图5-2-58）

　　2个月后患者因21牙龈炎症就诊，临床检查未见异常；嘱患者注意种植临时义齿局部口腔卫生。4个月后患者复查，临时修复体周围软组织基本愈合良好，21牙龈边缘仍稍有增生；拍摄CBCT显示种植体骨结合良好，唇侧骨厚度大于

2mm。

　　与患者沟通后，患者拒绝修复12、22过小牙，故直接行11、21种植义齿修复。取下11、21种植体支持式临时修复体，安装Nobel NP扫描杆，制取数字化印模。

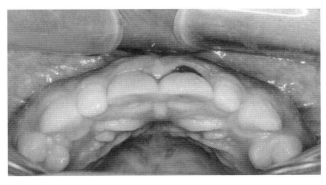
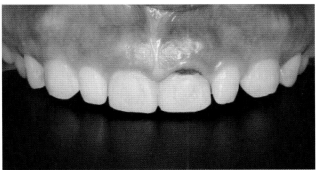

图5-2-52 戴临时修复体2个月后局部照

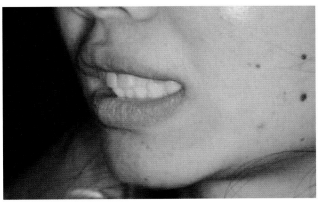
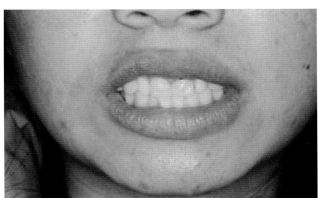
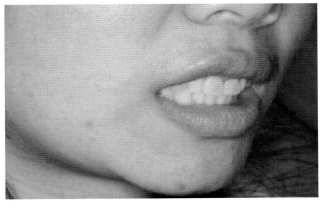

图5-2-53 戴临时修复体2个月后面下1/3照

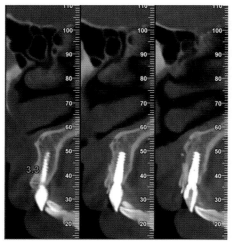
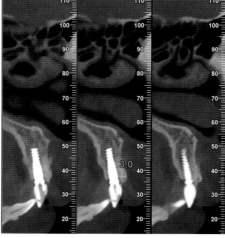

图5-2-54 4个月后CBCT示唇
侧骨板厚约3mm

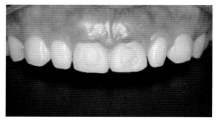
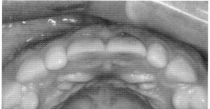
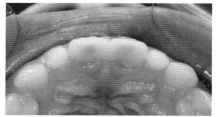

图5-2-55 4个月后局部照

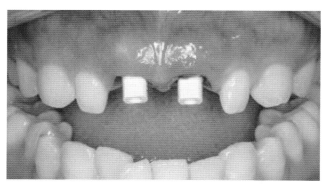
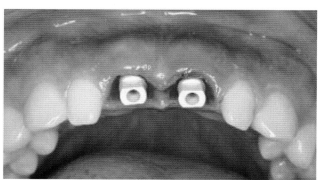
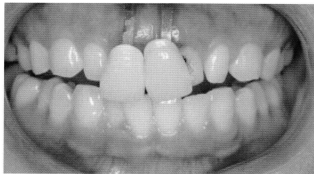

图5-2-56 制取数字化印模及比色

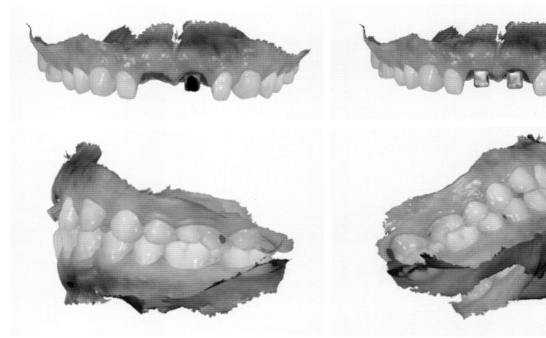

图5-2-57　数字化印模

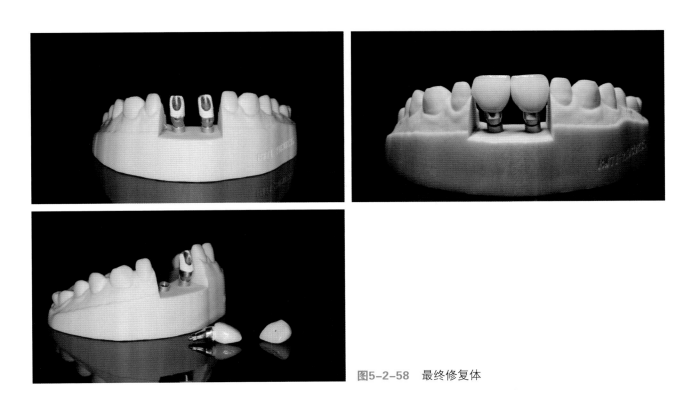

图5-2-58　最终修复体

安装11、21正式修复体（图5-2-59和图5-2-60）

Nobel个性化基台及冠就位良好，患者自觉义齿外形及颜色满意，用咬合纸检查邻接良好，咬合无不适，抛光，消毒，扭矩扳手加力至30Ncm后封闭螺丝孔，玻璃离子粘接，仔细清除多余粘接剂。嘱患者定期复查，不适随诊，保持口腔清洁。

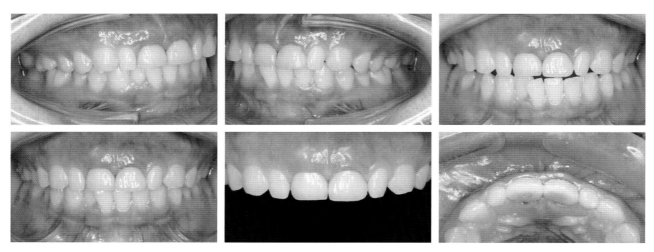

图5-2-59 完成最终修复后的口内检查

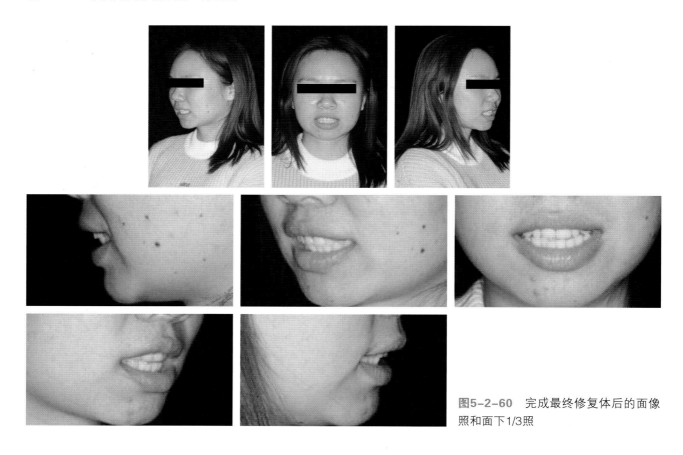

图5-2-60 完成最终修复体后的面像照和面下1/3照

随访及维护（图5-2-61和图5-2-62）

2年后复查可见种植无松动，种植体周围牙

龈健康。行口腔卫生宣教，不适随诊口腔卫生指导。

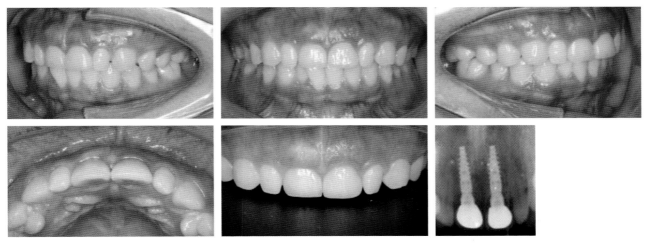

图5-2-61　2年后的口内检查和X线片

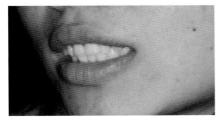
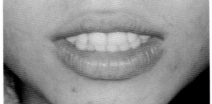
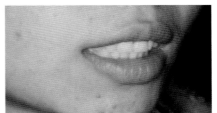

图5-2-62　2年后的面下1/3照

讨论

患者种植位点为双侧中切牙，为高风险的美学区，该区域的种植需要兼顾软组织与硬组织的需求，而拔牙后唇侧束状骨的吸收会带来极大的美学缺陷，因此要尽量地保存束状骨。盾构术通过保存唇侧根片，为束状骨保留牙周膜血供，从而保存唇侧菲薄的束状骨。本病例中患者中切牙折断，但是牙根保存完好，且牙根周围没有炎症，符合盾构术的要求；左侧中切牙牙根松动，

在治疗过程中将其拔除，仅右侧行盾构术。从4个月后的CBCT可以看出两侧的种植区域唇侧骨板都得到较好的保存。

本病例使用黏性骨块进行植骨，不仅在跳跃间隙植骨，也在软组织区域植骨（即所谓的"双区植骨"），这样有助于轮廓维持。而临时修复体将创口封闭，起到保护、控制和维持血凝块及移植材料的作用。通过以上步骤减小拔牙位点牙槽嵴轮廓的变化，维持拔牙后软硬组织水平。这些将有利于种植体的长期稳定。

黏性骨块在前牙美学区即刻种植中的应用一例

➕ 病例4

前言

本病例为上颌美学区的重建病例。患者口内情况较为复杂，包括牙根外吸收无法保留的变色牙，乳牙滞留，过小牙。通过种植和传统固定修复联合重建美学关键区域，取得了良好的效果。

初诊情况

患者基本信息

性别：女

年龄：45岁

职业：未知

主诉

上前牙缝隙多年。

现病史

患者自诉上前牙多个缝隙影响美观，为求治理特来我院求诊。

既往史

• **系统病史**

否认系统病史。

• **牙科病史**

见表5-2-9。

• **个人社会史**

不吸烟，不嗜酒。

表5-2-9　牙科病史调查表

牙周病史	□ 是　√ 否	正畸治疗史	□ 是　√ 否
修复治疗史	□ 是　√ 否	口腔外科治疗史	□ 是　√ 否
牙体牙髓治疗史	□ 是　√ 否	颞下颌关节治疗史	□ 是　√ 否
磨牙症	□ 是　√ 否	口腔黏膜治疗史	□ 是　√ 否
其他	无特殊		

家族史

无特殊。

全身情况

无特殊。

口腔检查

• **口外检查**

颌面部检查

面部比例协调，直面型，面部肤色正常。

颞下颌关节区检查

双侧关节活动度较对称，无疼痛及偏斜，开口型无偏斜，肌肉无压痛，开口度约三横指。

• **口内检查**（图5-2-63和图5-2-64）

牙列检查

上前牙见散在间隙。11牙冠变色，松动Ⅰ度。53、63乳牙滞留，不松动。12、22过小牙。

牙体形态为方圆形，薄龈生物型。

软组织检查

舌、口底、前庭沟、软硬腭、腺体等软组织及系带附着未见异常。

咬合检查

前牙覆𬌗覆盖基本正常。

牙尖交错位时咬合较稳定，双侧咬合基本对称。

口内一般情况检查

菌斑（√）；牙石（√）；口臭（×）；溃疡/红肿/脓肿（×）。

影像学检查（图5-2-65）

CBCT示11根管内可见高密度充填影像，牙根外可见高密度影，牙根根1/2有外吸收影像，根尖周见低密度影。53、63乳牙滞留。

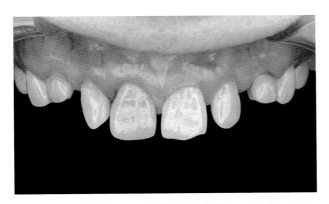

图5-2-63 术前照，可见前牙散在间隙。11变色，12、22过小牙，53、63乳牙滞留

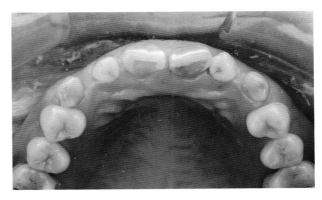

图5-2-64 𬌗面观

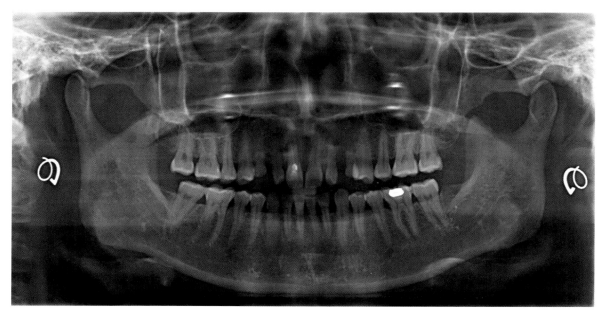

图5-2-65 术前影像学检查

诊断

11根尖周炎，牙根外吸收。

12、22过小牙。

53、63乳牙滞留。

具体治疗步骤

牙周治疗

- **口腔卫生指导**

  口腔卫生宣教及指导。

- **牙周基础治疗**

  全口牙周洁治，控制菌斑。

种植外科治疗（图5-2-66～图5-2-80）

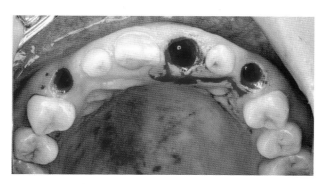

图5-2-66 拔除患牙后可见拔牙窝骨板完整

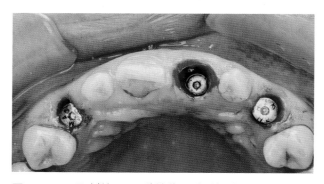

图5-2-67 即刻植入3颗种植体，跳跃间隙1.5mm以上

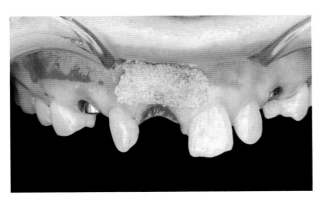

图5-2-68　制备黏性骨块条带，厚度约1.5mm，填塞至11种植体唇侧

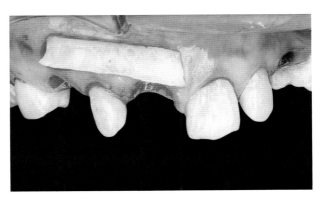

图5-2-69　左侧上颌磨牙区腭侧取游离龈，去上皮化，受区制备隧道瓣

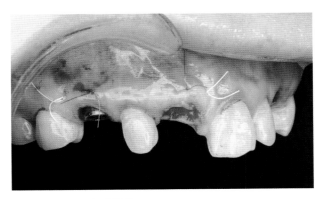

图5-2-70　固定移植物CTG

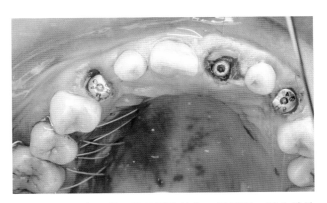

图5-2-71　𬌗面观可见两层移植物，最里面一层为黏性骨块，外侧为CTG

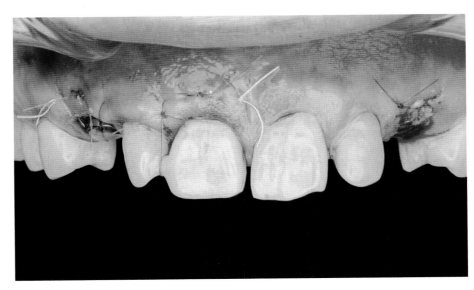

图5-2-72　缝合完成后。11利用原牙冠制作种植体支持式临时修复体

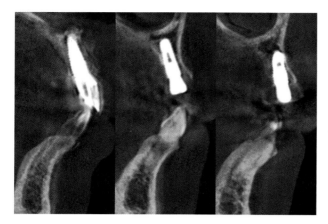

图5-2-73 术后即刻影像学检查

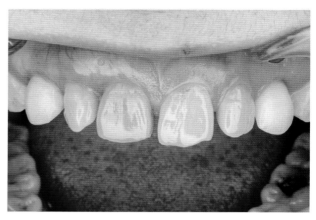

图5-2-74 术后4个月复诊，牙龈健康

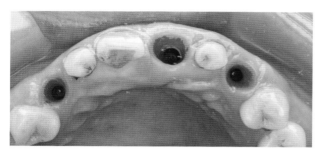

图5-2-75 拾面观袖口及穿龈轮廓形成良好

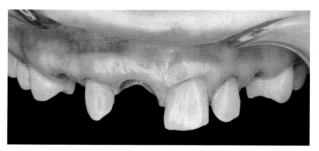

图5-2-76 12、21、22行贴面预备

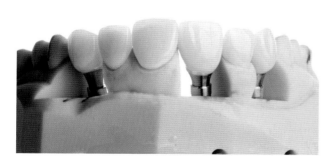

图5-2-77 制作完成的修复体

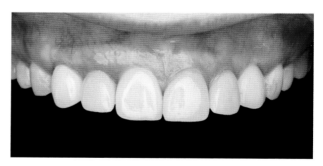

图5-2-78 口内戴牙后

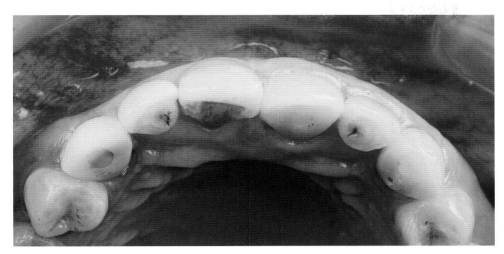

图5-2-79 殆面观

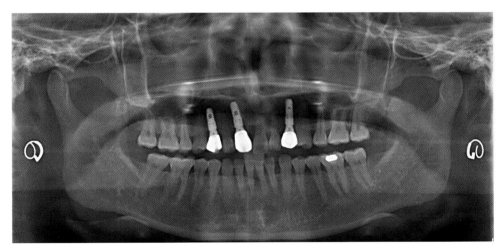

图5-2-80 戴牙后全景片

随访及维护

告知患者戴牙后注意事项，再次进行口腔卫生宣教，嘱定期复诊。

讨论

本病例进行了前牙区大范围的美学重建，患者口内情况较为复杂，包括牙根外吸收无法保留的患牙、乳牙滞留、过小牙。美学即刻种植后存在的轮廓塌陷和翻瓣植骨后的龈缘退缩是影响最终美学效果的几大因素，因此采用了不翻瓣植骨以及隧道法软组织增量。最终修复时利用微创贴面修复修饰过小牙，关闭了间隙，种植修复和传统固定修复联合获得了较好的效果。

黏性骨块在下颌后牙即刻种植中的应用一例

➕ 病例5

前言

本病例为单颗后牙种植修复病例。本病例患者为45牙根折裂，根尖存在炎症肉芽组织，清理拔牙窝之后可见颊侧骨缺损，为有利型骨缺损，于是同期行种植体植入和骨增量。

初诊情况

患者基本信息

性别：女

年龄：40岁

职业：未知

主诉

右下后牙咬合不适半年。

现病史

半年来，患者觉右下后牙松动加剧，咬合不适，为求进一步治疗来诊。

既往史

• **系统病史**

否认系统病史。

• **牙科病史**

见表5-2-10。

• **个人社会史**

不吸烟，不嗜酒。

表5-2-10 牙科病史调查表

牙周病史	√是 □否	正畸治疗史	□是 √否
修复治疗史	□是 √否	口腔外科治疗史	□是 √否
牙体牙髓治疗史	√是 □否	颞下颌关节治疗史	□是 √否
磨牙症	□是 √否	口腔黏膜治疗史	□是 √否
其他	无特殊		

家族史

无特殊。

全身情况

无特殊。

口腔检查

• **口外检查**

颌面部检查

面部比例协调，直面型，面部肤色正常。

颞下颌关节区检查

双侧关节活动度较对称，无疼痛及偏斜，开口型无偏斜，肌肉无压痛，开口度约三横指。

• **口内检查**（图5-2-81）

牙列检查

45畸形中央尖，颊侧纵行裂纹，颊侧牙龈退缩约2mm，牙周探诊8mm，松动Ⅲ度。

软组织检查

舌、口底、前庭沟、软硬腭、腺体等软组织

及系带附着未见异常。

咬合检查

前牙覆𬌗覆盖基本正常。

牙尖交错位时咬合较稳定，双侧咬合基本对称。

口内一般情况检查

菌斑（√）；牙石（√）；口臭（×）；溃疡/红肿/脓肿（×）。

影像学检查（图5-2-82）

CBCT示45根管内见高密度充填影，根尖大面积低密度影，颊侧骨板丧失。

诊断

45纵裂，根尖周炎。

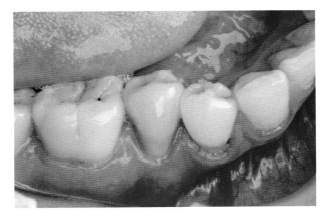

图5-2-81 术前照，见45牙体变色，龈缘红肿

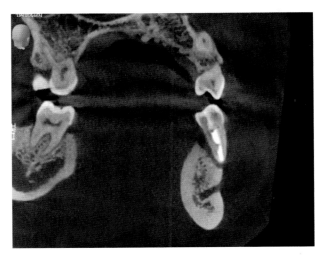

图5-2-82 术前影像学检查

具体治疗步骤

牙周治疗

• 口腔卫生指导

口腔卫生宣教及指导。

• 牙周基础治疗

全口牙周洁治，控制菌斑。

种植外科治疗（图5-2-83～图5-2-94）

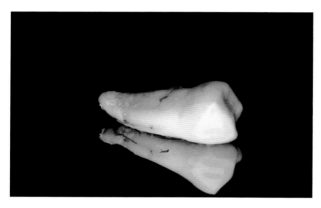

图5-2-83 拔除45，见颊侧牙体纵裂纹

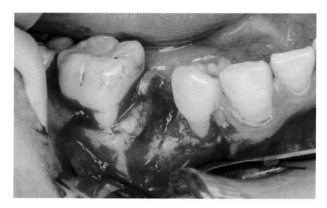

图5-2-84 种植区域颊侧垂直型及水平型骨缺损

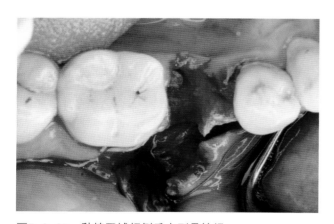

图5-2-85 种植区域颊侧垂直型骨缺损

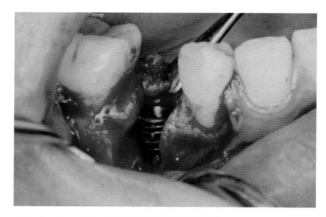

图5-2-86 植入的种植体螺纹暴露至根尖1/3

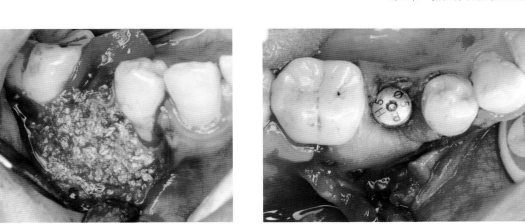

图5-2-87　颊侧放置过量黏性骨块，并稳定

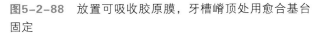

图5-2-88　放置可吸收胶原膜，牙槽嵴顶处用愈合基台固定

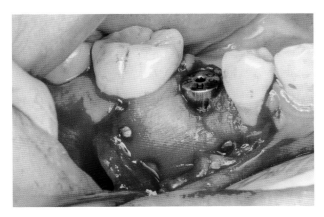

图5-2-89　颊侧用3颗膜钉固定胶原膜

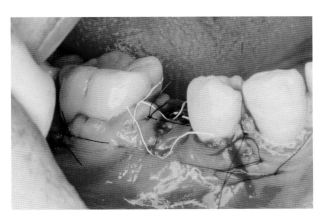

图5-2-90　减张，水平褥式+间断缝合

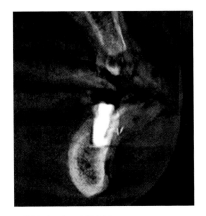

图5-2-91　种植术后即刻拍片

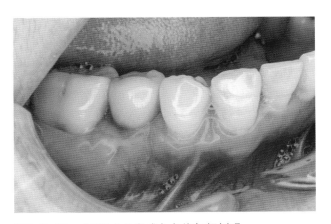

图5-2-92　术后6个月完成永久修复颊侧观

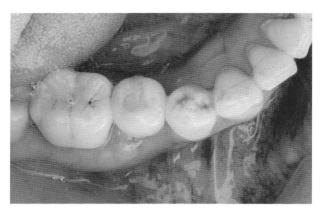

图5-2-93 术后6个月完成永久修复殆面观

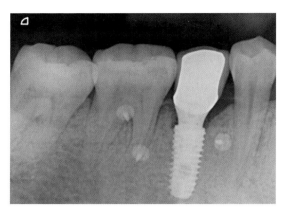

图5-2-94 戴牙后根尖片

随访及维护

告知患者戴牙后注意事项，再次进行口腔卫生宣教，嘱定期复诊。

讨论

本病例患者为45牙根折裂，根尖存在炎症肉

芽组织，清理拔牙窝后可见颊侧垂直型骨缺损，为有利型骨缺损。术中植入种植体后发现颊侧种植体部分螺纹暴露，使用骨粉颗粒更稳定的黏性骨块，同时使用膜钉稳定固定胶原膜，最终获得了良好的成骨效果。

第3节 | 黏性骨块在水平向骨增量中的临床应用病例解析

黏性骨块在上颌前牙早期种植即刻修复中的应用一例

📁 病例1

前言

本病例为上颌美学区单颗牙早期种植修复病例。患者因外伤导致上颌前牙缺失1个月，现因影响美观来我院要求修复缺失牙，患者美学期望值较高。

初诊情况

患者基本信息

性别：女

年龄：32岁

职业：未知

主诉

上颌前牙外伤脱落1个月余。

现病史

患者自诉1个月前上颌前牙因外伤脱落，未修复。自觉影响美观，现来我院就诊。

既往史

• **系统病史**

否认系统病史。

• **牙科病史**

见表5-3-1。

• **个人社会史**

不吸烟，不嗜酒。

口腔检查

• **口外检查**（图5-3-1和图5-3-2）

颌面部检查

直面型，左右对称，比例协调。呈低位

表5-3-1 牙科病史调查表

牙周病史	□ 是	√ 否	正畸治疗史	□ 是	√ 否
修复治疗史	√ 是	□ 否	口腔外科治疗史	□ 是	√ 否
牙体牙髓治疗史	□ 是	√ 否	颞下颌关节治疗史	□ 是	√ 否
磨牙症	□ 是	√ 否	口腔黏膜治疗史	□ 是	√ 否
其他	无特殊				

笑线。

颞下颌关节区检查

双侧关节活动度对称，无疼痛及偏斜，开口型无偏斜，肌肉无压痛，开口度约4.5cm。

• 口内检查（图5-3-3）

牙列检查

可见患者口内11缺失，缺失区近远中距离正常，颌间距离正常。11唇侧牙槽骨轻微吸收。21全瓷冠修复，修复体完整，边缘密合。22近中扭转。35、45舌向错位，34、44颊向错位。17殆

面龋。

软组织检查

口内系带位置正常，牙龈颜色正常，无红肿，角化龈充足。

咬合检查

左右侧磨牙均为Ⅲ类咬合关系。前牙区正常覆𬌗覆盖。

口内一般情况检查

口内卫生情况一般，局部可见少量软垢，牙龈颜色正常。

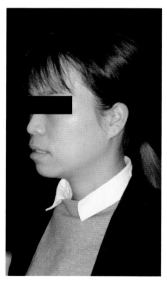
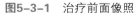
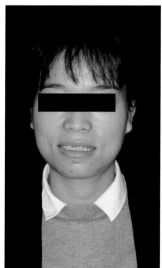
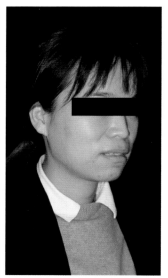

图5-3-1 治疗前面像照

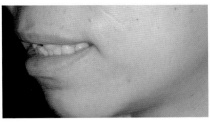
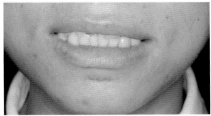
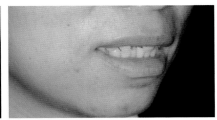

图5-3-2 治疗前面下1/3照

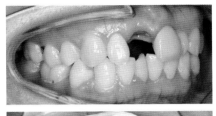
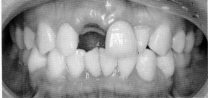
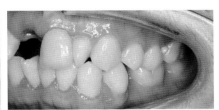

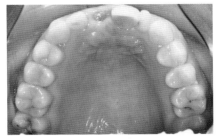
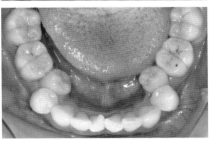

图5-3-3 治疗前口内照

美学分析

• 唇齿分析（表5-3-2）

表5-3-2 唇齿分析

息止颌位时牙齿暴露		笑线	
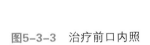	上颌1~2mm 下颌2~3mm		低位
切缘曲线与下唇关系			
	圆凸型		不接触型
微笑宽度		唇廊	
	10颗		宽
上颌中切牙中间线与面中线的关系		殆平面与口角连线的关系	
	居中相符		正常

• **牙齿分析**（表5-3-3）

表5-3-3 牙齿分析

上颌与下颌切牙中间线的关系		牙冠形态	
（图）	右偏1mm	（图）	卵圆形
牙齿表面结构			
宏观结构	无	微观结构	无
上颌中切牙宽长比			
11	95.3%	21	90.3%

• **齿龈分析**（表5-3-4）

表5-3-4 齿龈分析

上前牙牙齿分析		上前牙牙龈分析	
牙齿形态	异常	牙龈边缘	不对称
牙齿比例	异常	牙龈乳头	存在
切牙间角	异常	牙龈生物型	中厚
牙体长轴	异常	牙龈病理变化	牙龈炎症
牙齿排列	正常	龈缘顶点	不规则

影像学检查（图5-3-4）

CBCT显示11缺失，11唇侧骨壁未完全吸收，11牙槽窝轮廓依稀可见。

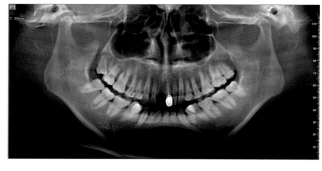
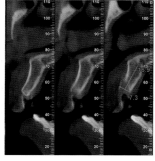

图5-3-4 治疗前CBCT

诊断

上颌肯氏Ⅲ类牙列缺损。

17殆面龋。

治疗计划分析

详细告知患者病情，对患者进行口腔卫生宣教。鉴于患者缺失牙情况，提出以下治疗方案：

方案1：21-11固定桥修复。

优点是治疗周期短，短期内即可恢复11缺失牙，但是需要磨除健康邻牙的牙体组织，甚至有可能会使健康的邻牙丧失活髓。

方案2：11植骨+粘接桥临时修复+延期种植修复。

优点是安全，后期效果可以预测，但需要的时间长。

方案3：11种植修复+唇侧骨增量+即刻修复。

优点是种植修复治疗与患者主诉要求一致，不损伤健康的邻牙，即刻恢复美观，但手术难度与前两种相比较大（表5-3-5）。

在与患者充分沟通交流各治疗方案的预后、风险、治疗周期及治疗费用后，患者最终选择方案3。

表5-3-5　种植美学风险评估表

风险因素	低	中	高
健康状况	健康，免疫功能正常		免疫功能低下
吸烟习惯	不吸烟	少量吸烟（＜10支/天）	大量吸烟（＞10支/天）
患者美学期望值	低	中	高
笑线	低位	中位	高位
牙龈生物型	低弧线，厚龈生物型	中弧线，中厚龈生物型	高弧线，薄龈生物型
牙冠形态	方圆形	卵圆形	尖圆形
位点感染情况	无	慢性	急性
邻牙牙槽嵴高度	到接触点＜5mm	到接触点5.5～6.5mm	到接触点＞7mm
邻牙修复状态	无修复体		有修复体
缺牙间隙的宽度	单颗牙＞7mm	单颗牙≤7mm	2颗牙或2颗牙以上
软组织解剖	软组织完整		软组织缺损
牙槽嵴解剖	无骨缺损	水平向骨缺损	垂直向骨缺损

具体治疗步骤

口腔卫生指导

转牙周科完成牙周基础治疗。

种植一期手术（图5-3-5～图5-3-8）

全口消毒，11缺牙区局麻下行牙槽嵴顶横行切口，于12、21远中处行竖行切口。翻瓣，见未完全愈合的牙槽窝、菲薄的唇侧骨板，清洁牙槽骨表面软组织。提起唇侧组织瓣，在其根方使用手术刀片切开骨膜，向冠方牵拉切口冠方的剩余软组织，完成减张。用先锋钻定深，放置指示杆确定种植体方向，方向无误后，用扩孔钻逐级预备种植窝洞，将种植体Straumann BLT 3.3mm×12mm用35Ncm扭矩植入11窝洞中，旋入愈合基台。

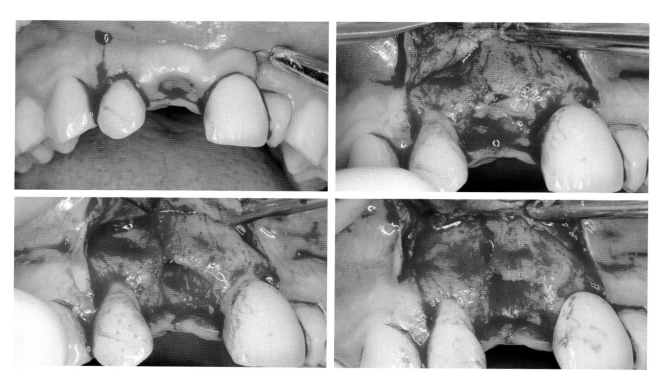

图5-3-5 切开翻瓣

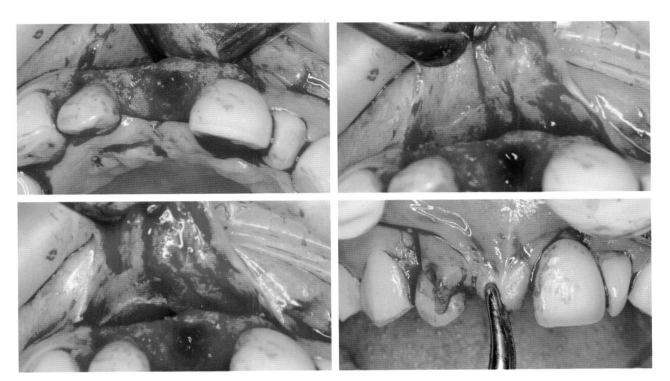

图5-3-6 减张

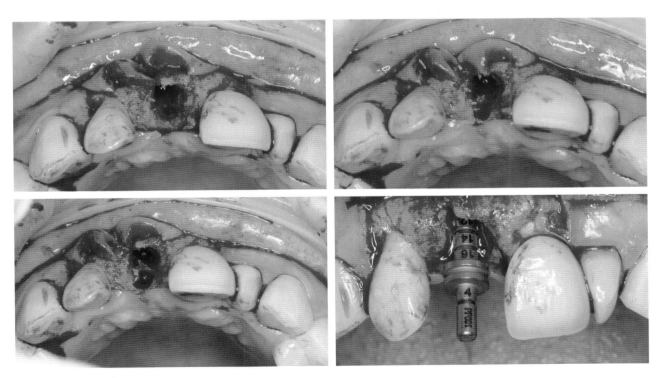

图5-3-7 窝洞预备

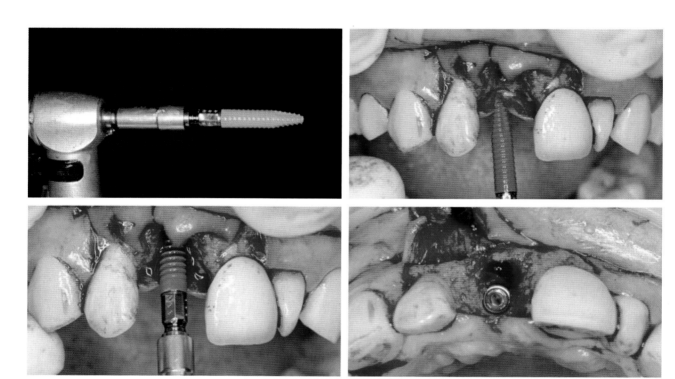

图5-3-8 植入种植体

跳跃间隙骨增量（图5-3-9和图5-3-10）

用3管红色真空负压管和1管白色真空负压管抽取患者自体血，在离心机变速离心，取出红管中层浓缩生长因子（CGF）制取CGF膜并获取CGF萃取液，白管离心完成后可见管内呈上黄、下红的分层，抽取上层自体纤维蛋白凝胶，与Bio-Oss骨粉混合并加入CGF萃取液静置，制备黏性骨块。将黏性骨块置于跳跃间隙和前牙缺损区行骨增量，覆盖CGF膜，严密缝合切口。

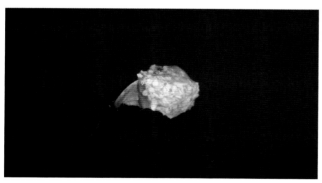
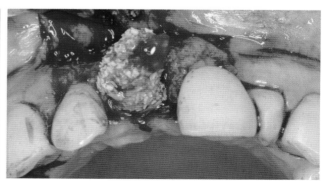

图5-3-9 骨增量

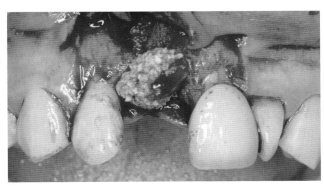
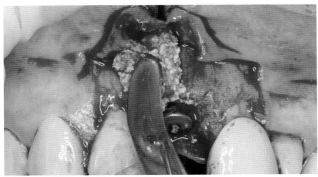

图5-3-9（续）

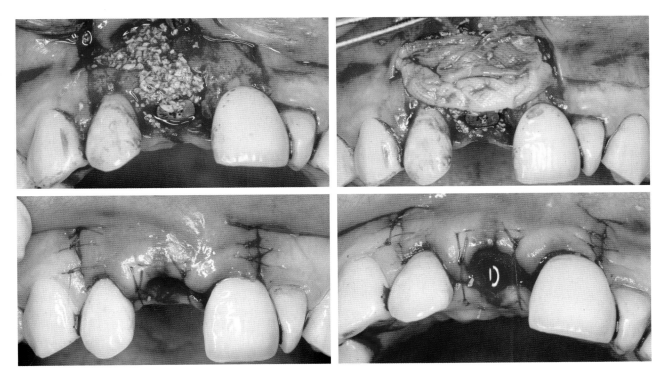

图5-3-10　关闭创口

临时修复（图5-3-11～图5-3-14）

　　测得种植体的初期扭矩＞35Ncm，故术后即刻制取聚醚硅橡胶印模制作种植体支持式临时修复体。试戴修复体，近远中邻面接触良好。

调𬌗，将扭矩调整到15Ncm，使用聚四氟乙烯胶带和树脂封闭螺丝通道。嘱患者勿使用临时修复体咬硬物。2周后拆线，伤口愈合良好。

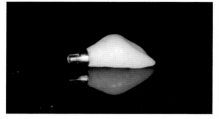
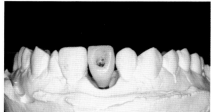
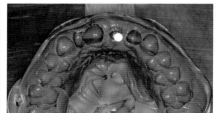

图5-3-11 制作临时修复体

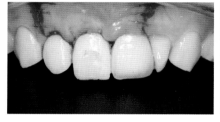
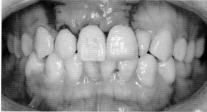
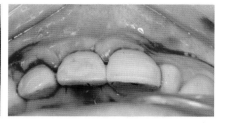

图5-3-12 安装临时修复体

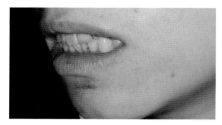
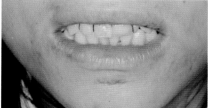
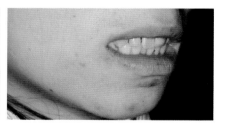

图5-3-13 完成即刻修复后的面下1/3照

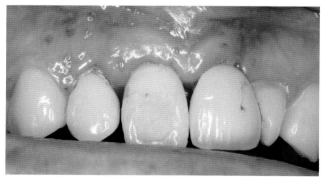
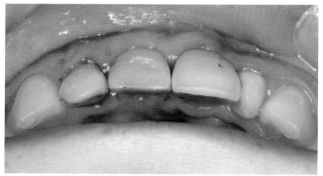

图5-3-14 拆线

制作最终修复体（图5-3-15～图5-3-20）

4个月后复查，数字化印模制作种植体支持式粘接固位的最终修复体。试戴氧化锆基台和氧化锆全瓷冠，修复体形态、颜色均良好，近远中邻面接触理想。修复基台用手动棘轮扳手逐渐加扭矩至35Ncm。拍摄X线片检查确定基台完全就

位后用聚四氟乙烯胶带充填螺丝孔，使用玻璃离子水门汀粘固全瓷冠，去除边缘多余玻璃离子水门汀，调𬌗、抛光、消毒。患者对修复体形态、色泽、咬合均表示满意。进行口腔卫生宣教，告知患者种植修复体使用注意事项，嘱患者定期复查。

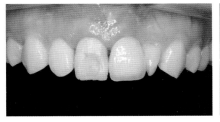
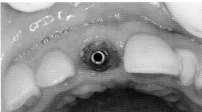
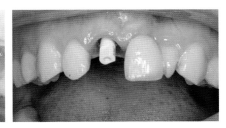

图5-3-15 数字化制取印模

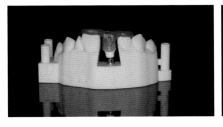
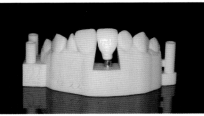
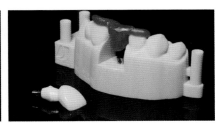

图5-3-16 最终修复体

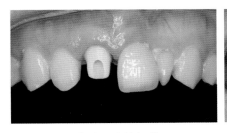
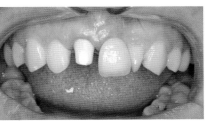
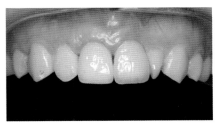

图5-3-17 安装最终修复体

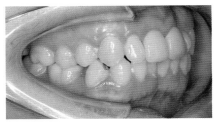
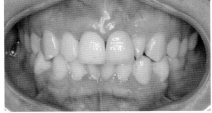
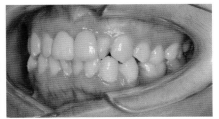

图5-3-18 完成修复后的口内照

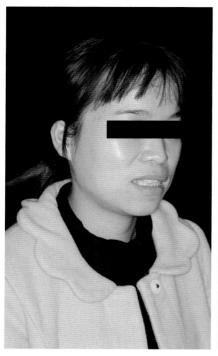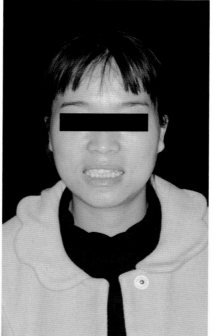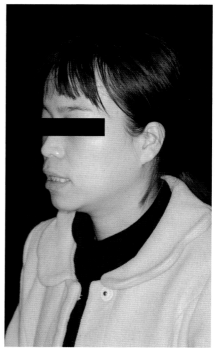

图5-3-19 完成修复后的面像照

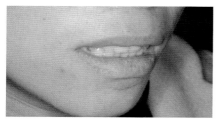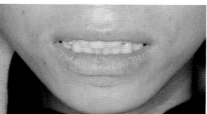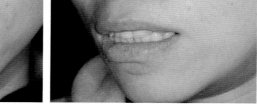

图5-3-20 完成修复后的面下1/3照

复查（图5-3-21～图5-3-23）

戴牙后8个月复查，11、21修复体固位良好，龈缘对称，告知患者戴牙后注意事项，再次进行口腔卫生宣教，嘱定期复诊。

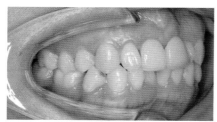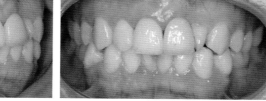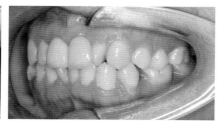

图5-3-21 8个月后的口内照

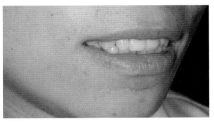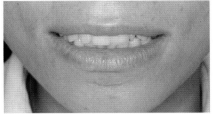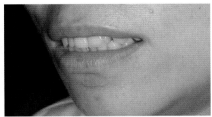

图5-3-22　8个月后的面下1/3照

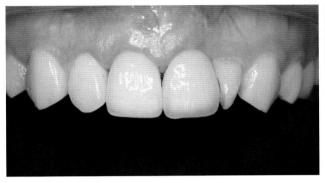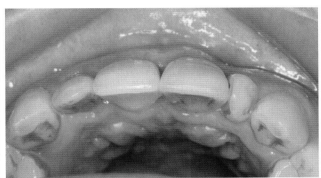

图5-3-23　8个月后的局部照

讨论

　　软组织愈合的早期种植指拔除患牙后，4～8周进行种植手术，给予软组织足够的愈合时间。早期种植的优点包括：软组织自然愈合，可增加种植位点的角化龈，有利于后期无张力缝合；唇侧骨壁较薄或者缺损时，牙龈代偿性增厚，增强翻瓣的血运与愈合能力，在一定程度上可减少软组织移植手术的可能；牙槽窝根尖部分会形成新骨，利于种植体初期稳定性的获得。目前已有长期研究证明了早期种植对于软硬组织的保持是可靠的。本病例中，该患者于1个月前拔除患牙，软组织愈合，骨量满足种植体的植入需求，故进行早期种植。

　　双区植骨指在骨缺损和软组织处均放置植骨材料，可以在避免进行结缔组织移植的前提下，最大限度地减少牙槽嵴的塌陷，增加种植体周围软组织的厚度。用于双区植骨的最佳单一移植材料是小颗粒矿化松质骨移植物。本病例中使用了Bio-Oss骨粉颗粒和自体血制备的CGF制成的黏性骨块进行双区植骨，并进行了即刻修复，不仅满足了植骨的骨量需求，且CGF本身具有促进软组织愈合的功效，在软组织区域能够发挥更多。另外，种植体支持式临时修复体的存在也能够封闭植骨区域，有利于术区的愈合和软组织的塑形，从而改善整体的美学效果。

黏性骨块在上颌前牙根方种植同期植骨中的应用一例

📁 病例2

前言

本病例为上颌美学区单颗前牙种植修复病例。患者多年前由于牙齿龋坏严重无法保留，于外院进行了拔除。经临床检查和评估，发现患者上颌双侧侧切牙先天缺失，缺失牙位点可用牙槽骨宽度不足。患者为年轻女性，对美观要求较高。

初诊情况

患者基本信息

性别：女

年龄：27岁

职业：未知

主诉

上前牙缺失2年。

现病史

2年前，患者因牙齿龋坏严重于外院拔除，一直未行修复治疗。为求进一步治疗特来我院求诊。

既往史

• **系统病史**

否认系统病史。

• **牙科病史**

见表5-3-6。

表5-3-6　牙科病史调查表

牙周病史	□是	√否	正畸治疗史	□是	√否
修复治疗史	□是	√否	口腔外科治疗史	√是	□否
牙体牙髓治疗史	□是	√否	颞下颌关节治疗史	□是	√否
磨牙症	□是	√否	口腔黏膜治疗史	□是	√否
其他	无特殊				

• 个人社会史

不吸烟，不嗜酒。

家族史

无特殊。

全身情况

无特殊。

口腔检查

• 口外检查

颌面部检查

面部比例协调，直面型，面部肤色正常。

颞下颌关节区检查

双侧关节活动度较对称，无疼痛及偏斜，开口型无偏斜，肌肉无压痛，开口度约三横指。

• 口内检查

牙列检查

24缺失，牙槽嵴顶黏膜愈合良好，角化龈宽度正常。

12、22先天缺失，上颌两侧尖牙13、23于侧切牙位置萌出。54乳牙滞留，X线片未见更替恒牙。口内未见修复体。

软组织检查

舌、口底、前庭沟、软硬腭、腺体等软组织及系带附着未见异常。

咬合检查

前牙覆𬌗覆盖基本正常。

牙尖交错位时咬合较稳定，双侧咬合基本对称。

口内一般情况检查

菌斑（√）；牙石（√）；口臭（×）；溃疡/红肿/脓肿（×）。

影像学检查（图5-3-24）

CBCT示24可用牙槽骨高度可，可用骨宽度约为5mm，牙槽骨轴向与天然牙轴向相差较大。

诊断

24、12、22缺失。

13、23异位萌出。

54乳牙滞留。

具体治疗步骤

牙周治疗

• 口腔卫生指导

口腔卫生宣教及指导。

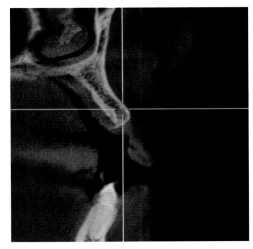

图5-3-24 术前影像学检查

• 牙周基础治疗

全口牙周洁治，控制菌斑。

种植外科治疗（图5-3-25～图5-3-39）

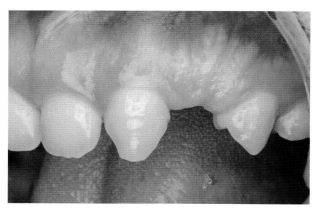

图5-3-25　术前口内照，角化黏膜较为充足

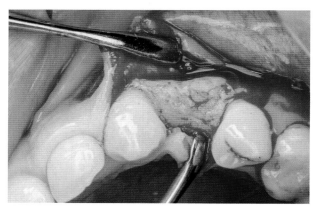

图5-3-26　近远中做垂直减张切口，翻梯形瓣

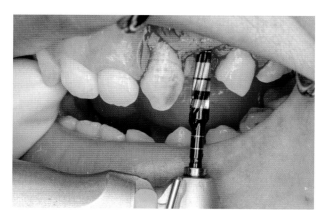

图5-3-27　种植窝洞预备

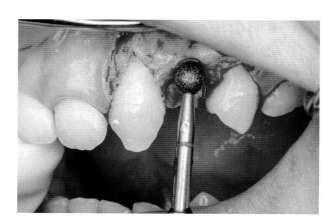

图5-3-28　修整骨边缘形态

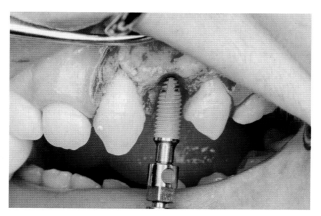

图5-3-29　种植体植入

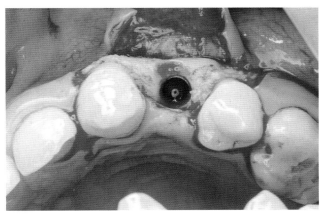

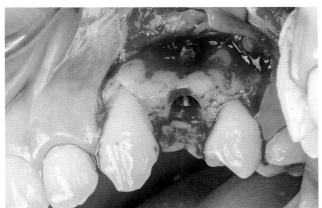

图5-3-30 以修复为导向植入后，根尖部种植体暴露

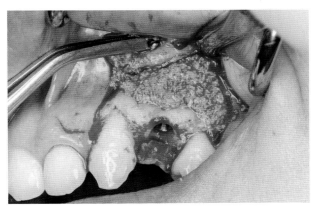

图5-3-31 制备黏性骨块

图5-3-32 将黏性骨块填塞至种植体根尖暴露处

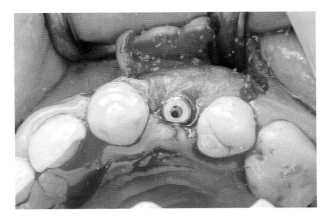

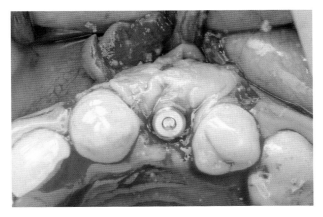

图5-3-33 利用愈合基台固定可吸收胶原膜

图5-3-34 覆盖2张CGF膜

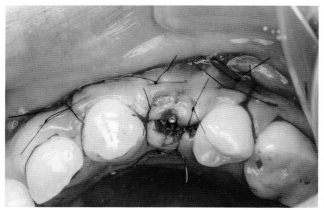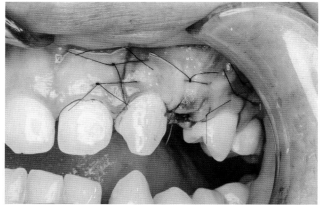

图5-3-35 减张缝合

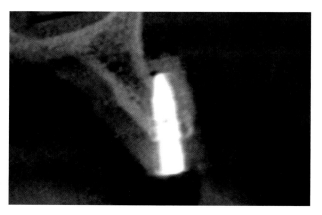

图5-3-36 种植术后即刻，可见种植体及植骨材料

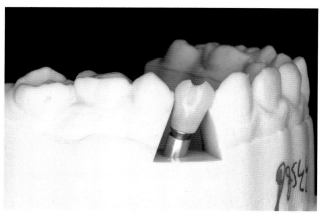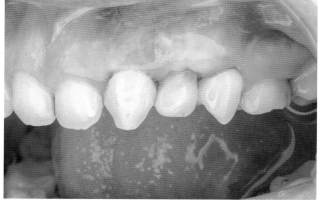

图5-3-37 种植术后5个月取模制作种植体支持式临时修复体

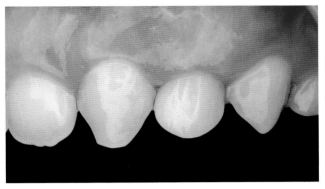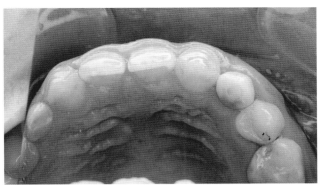

图5-3-38　佩戴临时修复体后3个月永久修复

讨论

本病例患者侧切牙12、22先天缺失，尖牙异位萌出占据侧切牙位置，14、24先天缺失，导致美学区牙齿形态异常。经过沟通，患者表示暂时先行缺失牙24修复。于是方案设计缩小至24单颗牙的种植修复，但由于其位置仍然是在美学区，所以风险依旧存在。本病例术前见牙槽嵴形态较为丰满，但其实经过修复设计发现目标穿出位置的种植体根尖骨量不足，为三壁有利型骨缺损，黏性骨块本身维持空间能力亦佳，最后达到了良好的成骨效果。

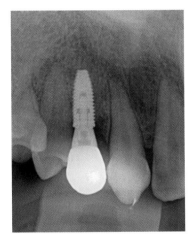

图5-3-39　戴牙后影像学检查

随访及维护

告知患者戴牙后注意事项，再次进行口腔卫生宣教，嘱定期复诊。

黏性骨块在前牙美学区轮廓扩增中的应用一例

➕ 病例3

前言

本病例为上颌美学区前牙种植修复病例。由于牙根尖区域炎症范围大，无法行即刻种植，于是采用拔牙同期牙槽嵴保存术，对于如何恢复前牙区的最佳红白美学效果提出了挑战。

初诊情况

患者基本信息

性别：男

年龄：40岁

职业：未知

主诉

上前牙松动1年加重来诊。

现病史

患者1年前觉上前牙松动，近来觉松动加重、咬物不适来诊。

既往史

• **系统病史**

否认系统病史。

• **牙科病史**

见表5-3-7。

• **个人社会史**

不吸烟，不嗜酒。

表5-3-7 牙科病史调查表

牙周病史	□ 是	√ 否	正畸治疗史	□ 是	√ 否
修复治疗史	□ 是	√ 否	口腔外科治疗史	□ 是	√ 否
牙体牙髓治疗史	□ 是	√ 否	颞下颌关节治疗史	□ 是	√ 否
磨牙症	□ 是	√ 否	口腔黏膜治疗史	□ 是	√ 否
其他	无特殊				

家族史

无特殊。

全身情况

无特殊。

口腔检查

• **口外检查**

颌面部检查

面部比例协调，直面型，面部肤色正常。

颞下颌关节区检查

双侧关节活动度较对称，无疼痛及偏斜，开口型无偏斜，肌肉无压痛，开口度约三横指。

• **口内检查**

牙列检查

11、12扭转前突，松动Ⅱ度，牙龈红肿。

软组织检查

舌、口底、前庭沟、软硬腭、腺体等软组织

及系带附着未见异常。

咬合检查

牙尖交错位时咬合较稳定，双侧咬合基本对称。

口内一般情况检查

菌斑（√）；牙石（√）；口臭（×）；溃疡/红肿/脓肿（×）。

影像学检查（图5-3-40）

CBCT示11、21根尖大面积低密度影，根尖呈外吸收影像，唇侧骨板缺如。

诊断

11、12根尖周炎。

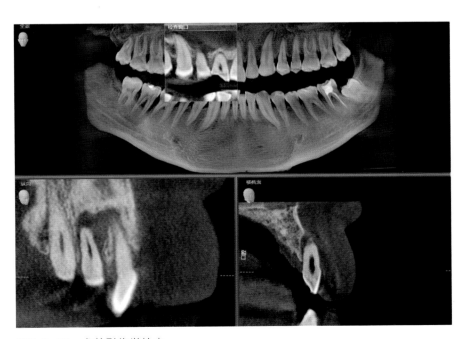

图5-3-40 术前影像学检查

具体治疗步骤

牙周治疗

• 口腔卫生指导

口腔卫生宣教及指导。

• 牙周基础治疗

全口牙周洁治，控制菌斑。

种植外科治疗（图5-3-41~图5-3-58）

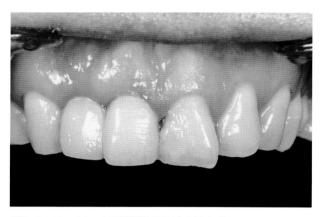

图5-3-41　11、12牙槽嵴保存术后3个月

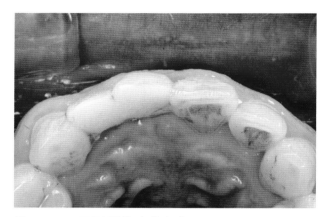

图5-3-42　可见唇侧组织较丰满

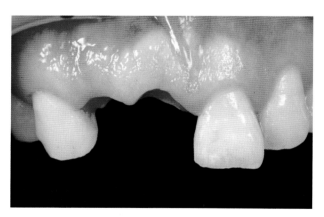

图5-3-43　牙龈形态呈海鸥形

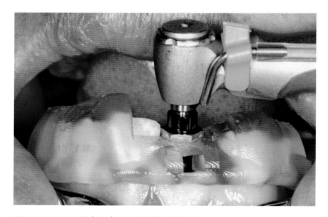

图5-3-44　导板引导下的种植手术

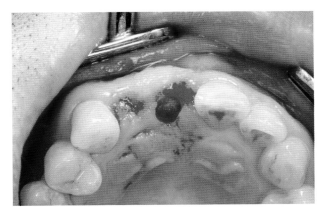

图5-3-45 牙龈环切

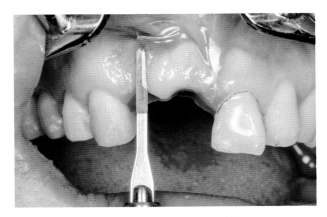

图5-3-46 翻隧道瓣，需保证骨膜的完整性

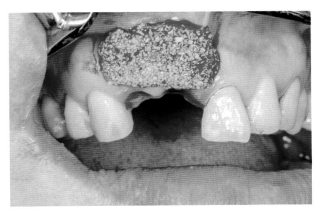

图5-3-47 制作黏性骨块

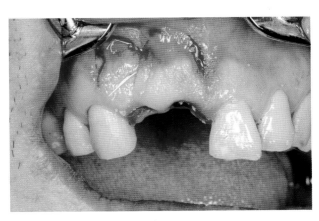

图5-3-48 填塞至植骨区域

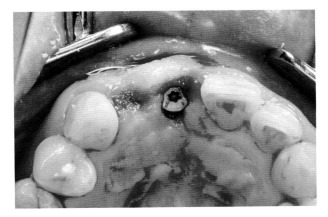

图5-3-49 填塞后𬌗面观

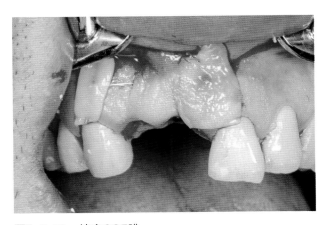

图5-3-50 填塞CGF膜

145

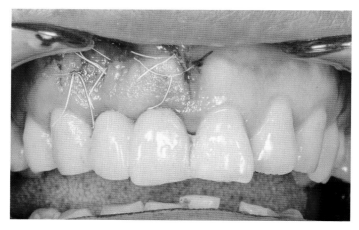

图5-3-51 不可吸收缝线缝合，重新粘接临时修复体

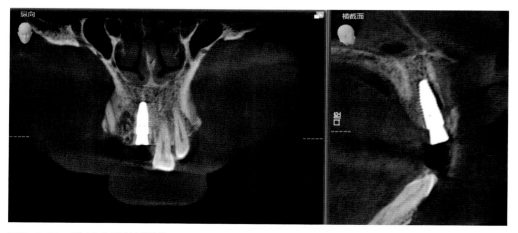

图5-3-52 种植术后即刻影像

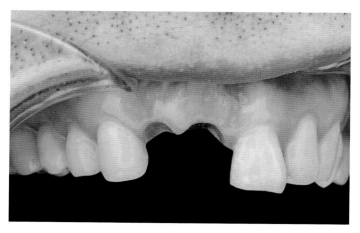

图5-3-53 种植术后5个月

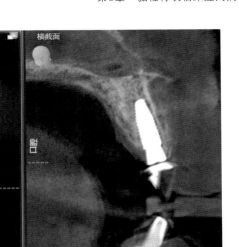

图5-3-54 种植术后5个月影像学检查

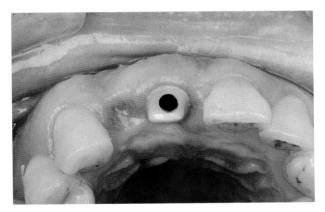

图5-3-55 使用全瓷个性化内冠

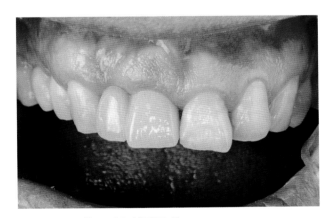

图5-3-56 戴牙后即刻正面观

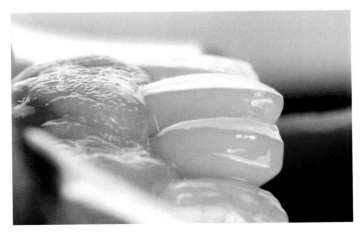

图5-3-57 可见牙槽嵴丰满

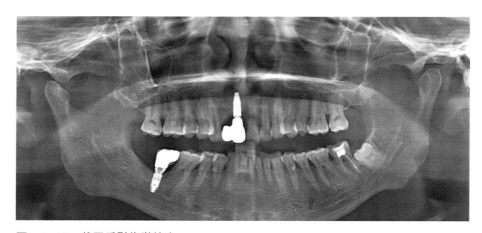

图5-3-58 戴牙后影像学检查

随访及维护

告知患者戴牙后注意事项，再次进行口腔卫生宣教，嘱定期复诊。

讨论

本病例中使用隧道瓣法，减少了常规操作中对牙龈乳头的创伤。采用黏性骨块替代材料，既可以降低植骨难度，又可以通过填塞CGF利用生长因子促进新骨形成。因为没有使用帐篷钉等空间维持装置，黏性骨块的稳定性可以更加方便成形、塑形。与传统GBR相比，隧道法GBR水平向骨增量可以不需要空间维持装置，术后反应及并发症可能更小，需要对适应证选择更加严格。但同时隧道瓣的制作和盲视下骨增量操作对于操作经验的要求较高。掌握应用隧道瓣技术，将有利于拓展复杂骨增量临床技术的应用。

黏性骨块在后牙水平向骨增量中的应用一例

📁 病例4

初诊情况

患者基本信息

性别：男

年龄：57岁

职业：未知

主诉

左下后牙拔除3个月要求修复。

现病史

3个月前，患者因牙齿松动拔除患牙，为求种植修复特来我院求诊。

既往史

• **系统病史**

否认系统病史。

• **牙科病史**

见表5-3-8。

• **个人社会史**

不吸烟，不嗜酒。

家族史

无特殊。

全身情况

无特殊。

口腔检查

• **口外检查**

颌面部检查

面部比例协调，直面型，面部肤色正常。

表5-3-8 牙科病史调查表

牙周病史	√是	□否	正畸治疗史	□是	√否
修复治疗史	□是	√否	口腔外科治疗史	□是	√否
牙体牙髓治疗史	√是	□否	颞下颌关节治疗史	□是	√否
磨牙症	□是	√否	口腔黏膜治疗史	□是	√否
其他			无特殊		

颞下颌关节区检查

双侧关节活动度较对称，无疼痛及偏斜，开口型无偏斜，肌肉无压痛，开口度约三横指。

- **口内检查**（图5-3-59）

牙列检查

34缺失，牙槽嵴顶黏膜愈合良好，可见颊侧牙槽骨轮廓塌陷。

软组织检查

舌、口底、前庭沟、软硬腭、腺体等软组织及系带附着未见异常。

咬合检查

前牙覆𬌗覆盖基本正常。

牙尖交错位时咬合较稳定，双侧咬合基本对称。

口内一般情况检查

菌斑（√）；牙石（√）；口臭（×）；溃疡/红肿/脓肿（×）。

影像学检查（图5-3-60）

CBCT示34牙槽嵴吸收呈锥形，可用骨宽度严重不足。

诊断

34缺失。

具体治疗步骤

牙周治疗

- **口腔卫生指导**

口腔卫生宣教及指导。

- **牙周基础治疗**

全口牙周洁治，控制菌斑。

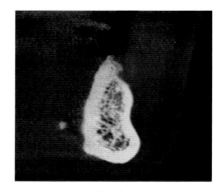

图5-3-60　术前影像学检查

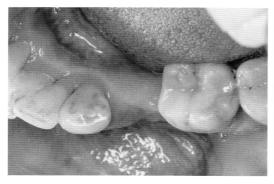
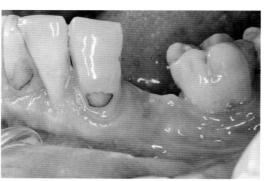

图5-3-59　术前照，可见颊侧轮廓不足

种植外科治疗（图5-3-61~图5-3-72）

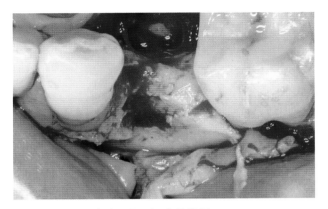

图5-3-61　翻瓣后，见43远中骨缺损

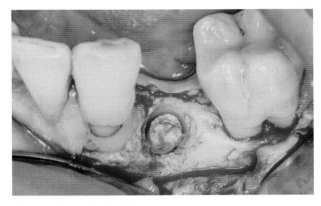

图5-3-62　术区原位取骨柱

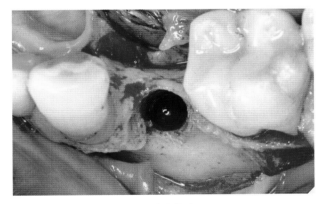

图5-3-63　取骨柱后预备种植位点

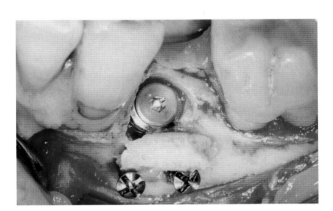

图5-3-64　植入种植体，颊侧使用帐篷钉支撑成骨空间，骨柱修整后使用钛钉固定于种植体螺纹暴露处

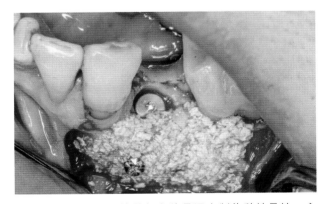

图5-3-65　使用异体骨与自体骨混合制作黏性骨块，充填至颊侧缺损区域

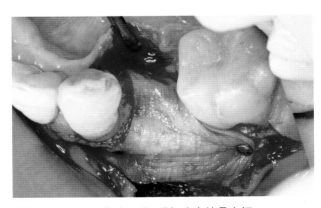

图5-3-66　可吸收胶原膜+膜钉稳定植骨空间

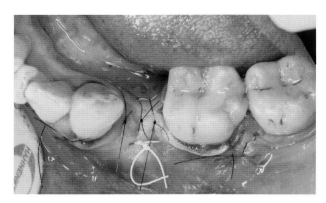

图5-3-67 减张后关闭创口

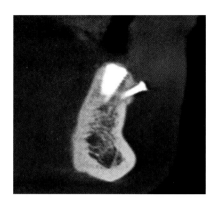

图5-3-68 种植术后即刻影像

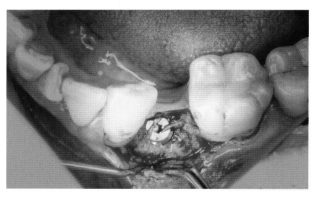

图5-3-69 植骨术后4个月行二期手术，种植体颊侧成骨良好，颊侧轮廓丰满

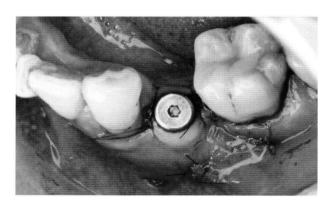

图5-3-70 将覆盖螺丝更换为愈合基台

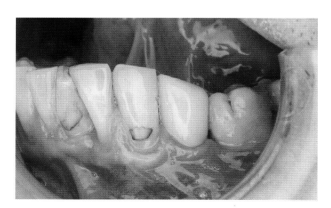

图5-3-71 永久牙冠修复

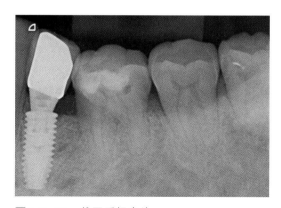

图5-3-72 戴牙后根尖片

随访及维护

告知患者戴牙后注意事项，再次进行口腔卫生宣教，嘱定期复诊。

讨论

缺牙区牙槽骨缺损根据骨缺损的形态是否有利于GBR分为有利型骨缺损和不利型骨缺损。

有利型骨缺损通常指三壁或者四壁骨缺损，通过GBR，容易维持骨缺损形态，同时又有充足的成骨细胞来源，成骨效果可靠。不利型骨缺损常指一壁或者二壁骨缺损，成骨效果不可预期性大，植骨材料容易发生移动，不利于最终成骨。因此，为了实现不利型骨缺损的骨增量，通常会使用自体骨移植。本病例中利用原位制取的骨柱作为自体骨移植材料，后期再覆盖自体异体1∶1骨粉稍过量植骨，最终获得了良好的骨增量效果。

黏性骨块在后牙轮廓扩增中的应用一例

➕ 病例5

初诊情况

患者基本信息

性别：女

年龄：29岁

职业：未知

主诉

左下后牙缺失5年咨询种植。

现病史

患者诉多年前于外院拔除左下后牙35，一直未行修复处理。

既往史

• **系统病史**

否认系统病史。

• **牙科病史**

见表5-3-9。

• **个人社会史**

不吸烟，不嗜酒。

家族史

无特殊。

全身情况

无特殊。

口腔检查

• **口外检查**

颌面部检查

面部比例协调，直面型，面部肤色正常。左

表5-3-9　牙科病史调查表

牙周病史	□是　√否	正畸治疗史	□是　√否
修复治疗史	□是　√否	口腔外科治疗史	□是　√否
牙体牙髓治疗史	□是　√否	颞下颌关节治疗史	□是　√否
磨牙症	□是　√否	口腔黏膜治疗史	□是　√否
其他	无特殊		

侧面部及口周有擦伤。

颞下颌关节区检查

双侧关节活动度较对称，无疼痛及偏斜，开口型无偏斜，肌肉无压痛，开口度约三横指。

- ### 口内检查（图5-3-73）

牙列检查

35缺失，见颊侧凹陷，薄龈生物型。

软组织检查

舌、口底、前庭沟、软硬腭、腺体等软组织及系带附着未见异常。

咬合检查

前牙覆𬌗覆盖基本正常。

牙尖交错位时咬合较稳定，双侧咬合基本对称。

口内一般情况检查

菌斑（√）；牙石（√）；口臭（×）；溃疡/红肿/脓肿（×）。

影像学检查（图5-3-74）

CBCT示35缺失，可利用骨高度充足，可利用骨宽度约6mm。

诊断

35缺失。

具体治疗步骤

牙周治疗

- **口腔卫生指导**

口腔卫生宣教及指导。

- **牙周基础治疗**

全口牙周洁治，控制菌斑。

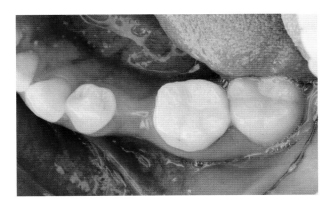

图5-3-73 术前可见35颊侧软组织轮廓塌陷

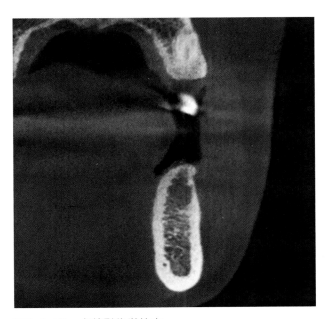

图5-3-74 术前影像学检查

种植外科治疗（图5-3-75～图5-3-90）

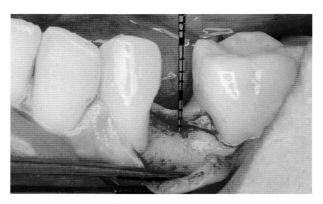

图5-3-75　垂直向骨缺损2mm

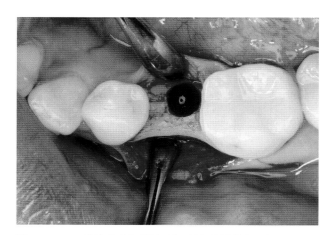

图5-3-76　种植体窝洞预备后，可见颊侧骨凹陷

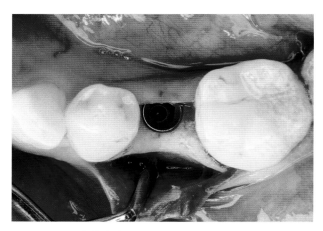

图5-3-77　种植体植入后，可见明显的颊侧骨凹陷

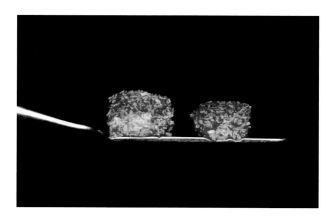

图5-3-78　制备好的黏性骨块

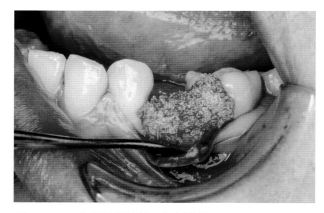

图5-3-79　将黏性骨块放入颊侧缺损

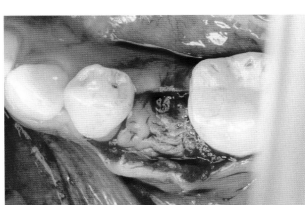

图5-3-80 将黏性骨块填塞到位

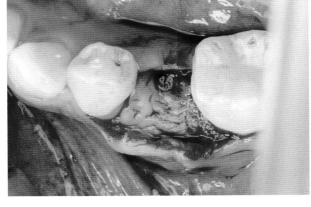

图5-3-81 覆盖CGF膜

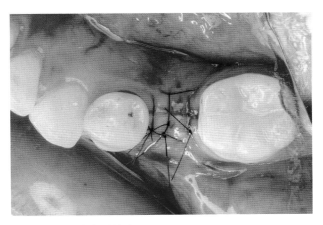

图5-3-82 减张后缝合

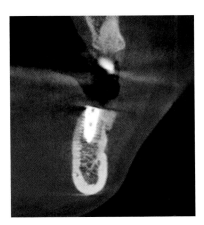

图5-3-83 术后即刻影像

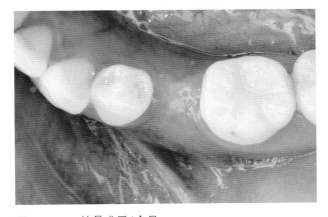

图5-3-84 植骨术后4个月

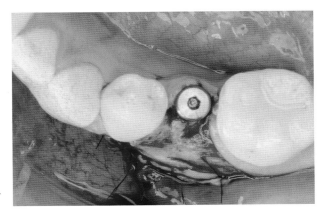

图5-3-85 根向复位瓣

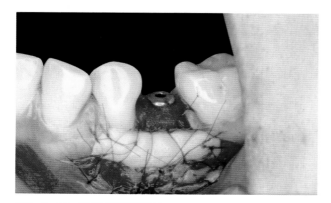

图5-3-86　CTG游离龈移植

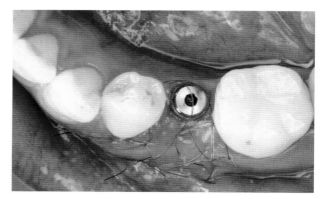

图5-3-87　3周后角化龈基本成形

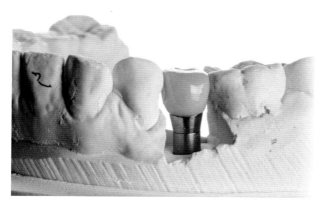

图5-3-88　取模制作永久修复体

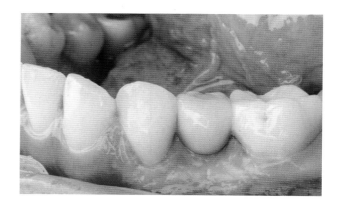

图5-3-89　戴入口内完成最终修复

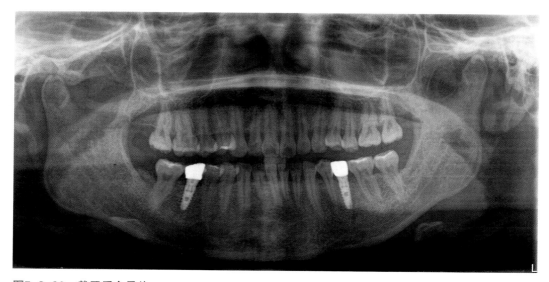

图5-3-90　戴牙后全景片

随访及维护

告知患者戴牙后注意事项，再次进行口腔卫生宣教，嘱定期复诊。

讨论

本病例患者缺牙时间较长，已经发生颊侧骨吸收，翻瓣后可见凹陷。种植体植入后可见颊侧余留骨板厚度约2mm，考虑到正常的牙槽骨轮廓对正常食物排溢和牙龈健康的重要意义，于是同期行水平向骨增量以恢复美学区骨弓轮廓。采用黏性骨块和CGF膜组合，最终获得了良好的增量效果。

黏性骨块和帐篷钉联合在美学区大面积水平向骨增量中的应用一例

➕ 病例6

初诊情况

患者基本信息

性别：女

年龄：63岁

职业：退休人员

主诉

上颌前牙缺失4个月余。

现病史

患者因牙周炎致上颌前牙松动，4个月前于外院拔除，影响进食及美观。现于我科就诊，要求尽快恢复美观。

既往史

• **系统病史**

否认系统病史。

• **牙科病史**

见表5-3-10。

家族史

无特殊。

口腔检查

• **口外检查**（图5-3-91）

颌面部检查

面部比例协调，直面型，面部肤色正常。

颞下颌关节区检查

双侧关节活动度较对称，无疼痛及偏斜，开口型无偏斜，肌肉无压痛，开口度约4.0cm。

表5-3-10 牙科病史调查表

牙周病史	√是 □否	正畸治疗史	□是 √否
修复治疗史	□是 √否	口腔外科治疗史	√是 □否
牙体牙髓治疗史	□是 √否	颞下颌关节治疗史	□是 √否
磨牙症	□是 √否	口腔黏膜治疗史	□是 √否
其他	无特殊		

• 口内检查（图5-3-92和图5-3-93）

牙列检查

15、12、11、21、22、23、26、31、41缺失，缺牙区牙槽嵴较平整，缺失近远中间隙基本正常，邻牙无明显向间隙处倾斜或移位。颌间距离基本正常。该患者牙龈为中厚龈生物型，牙龈质地、颜色正常，前牙区牙龈乳头缺失。

软组织检查

舌、口底、前庭沟、软硬腭、腺体等软组织及系带附着未见异常。

咬合检查

牙尖交错位时咬合较稳定，双侧咬合基本对称。

口内一般情况检查

口内卫生情况一般，虽未探及明显牙石，口

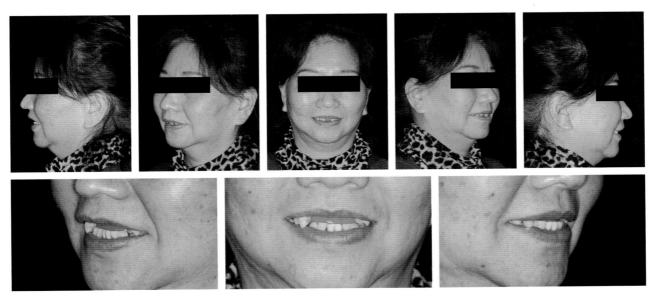

图5-3-91 初诊面像照和面下1/3照

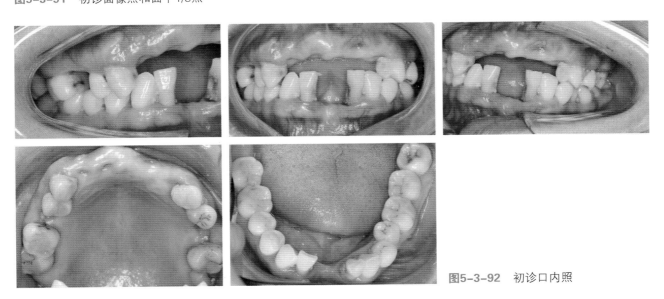

图5-3-92 初诊口内照

161

内局部仍可见少量软垢，牙龈稍红肿。

高度7～11mm、宽度2～4mm，骨质正常，无疏松影像；邻牙根尖周无暗影。

影像学检查（图5-3-94）

CBCT示12、11、21、22、23区可用牙槽骨

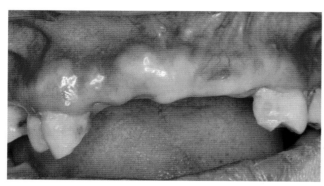
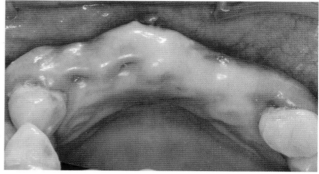

图5-3-93 术前局部照

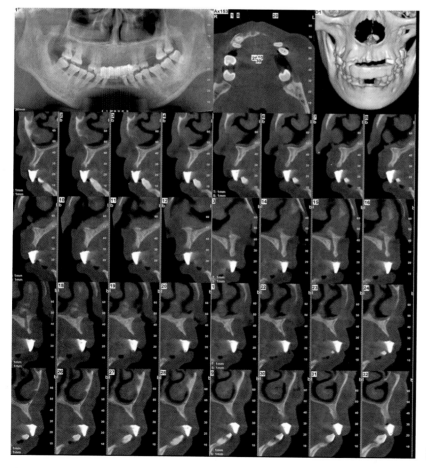

图5-3-94 术前影像学检查

诊断

上颌肯氏Ⅲ类牙列缺损；下颌肯氏Ⅳ类牙列缺损。

慢性牙周炎。

治疗计划分析

向患者及家属交代病情，针对缺牙区的修复提供活动义齿修复与种植义齿修复两种修复方式。患者知情后考虑种植义齿修复上颌缺失牙，活动义齿修复下颌缺失牙。根据临床及影像学检查等情况，由于患者上颌前牙区牙槽骨骨量不佳，需要进行水平向骨增量程序。与患者充分沟通，告知患者手术风险、治疗所需时间及费用，患者同意进行治疗，签署知情同意书。最终拟订

治疗方案如下：

1. 牙周系统治疗。
2. 12、11、21、22、23种植修复。
3. 15、26、31、41活动义齿修复。
4. 定期随访维护。

具体治疗步骤

口腔卫生指导、牙周基础治疗

对患者进行口腔卫生指导，转诊牙周科行牙周基础治疗。

植骨（图5-3-95～图5-3-98）

术前告知患者术中和术后可能出现的并发症以及相应的注意事项，患者签署知情同意书。用3

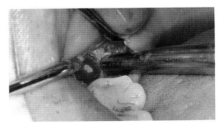
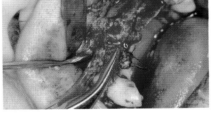
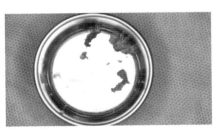

图5-3-95 获取自体骨粉

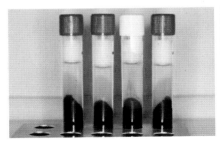
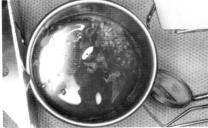
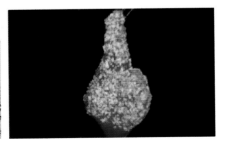

图5-3-96 制备黏性骨块

管红色真空负压管和1管白色真空负压管抽取患者自体血，在离心机变速离心，离心完成后可见管内呈上黄、下红的分层。抽取白管上层自体纤维蛋白凝胶，与从左下磨牙后区取得的自体骨以及骨粉混合，加入红管内的CGF萃取液静置，制备黏性骨块。

全口消毒，12、11、21、22、23缺牙区局麻下行牙槽嵴顶横行切口，于13、24远中处行竖行切口。翻瓣，见菲薄刃状骨板，修整骨。于12、22处植入2颗帐篷钉，将黏性骨块置于前牙缺损区行骨增量，覆盖胶原膜，膜钉固定，严密缝合切口。

种植一期手术（图5-3-99和图5-3-100）

植骨术后6个月，软组织愈合良好。局麻下，行牙槽嵴顶横行切口，13远中处行竖行切口，用剥离器翻全厚瓣，翻瓣充分暴露术区，取出帐篷钉（2颗）、膜钉（3颗）。种植压膜导板就位后，在12、11、22位点处用先锋钻为种植体植入位置定位，取下导板后先锋钻定深，放置指示杆确定种植体方向，方向无误后，用扩孔钻逐级预备种植窝洞，攻丝钻成形窝洞螺纹，将3颗种植体Straumann BLT 3.3mm×10mm用35Ncm扭矩植入12、11、22窝洞中，旋入愈合基台，软组织减张，严密缝合切口。

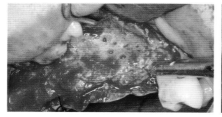

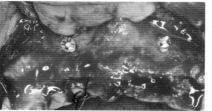

图5-3-97 制备滋养孔，放置帐篷钉

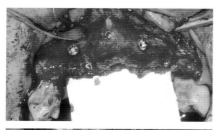
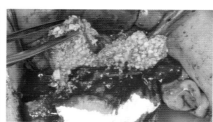
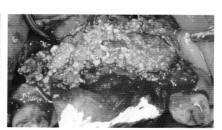
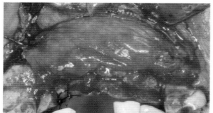
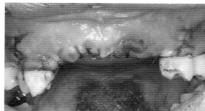

图5-3-98 植入黏性骨块，覆盖胶原膜，膜钉固定，严密缝合

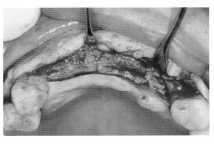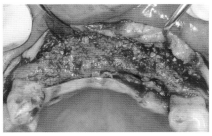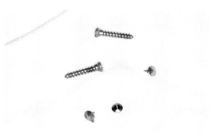

图5-3-99　取出帐篷钉及膜钉

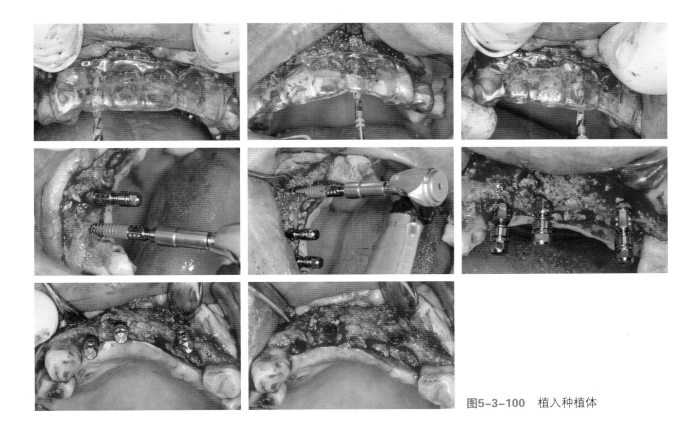

图5-3-100　植入种植体

临时修复（图5-3-101）

　　术后2周拆线，软组织愈合良好。制取藻酸盐印模，制作可摘式过渡义齿，调空可摘局部义齿缺牙位点组织面，以免对术区产生压迫，影响骨增量效果。

种植二期手术（图5-3-102）

种植一期手术后5个月，软组织愈合良好，牙槽嵴顶黏膜下浸润麻醉，切开12、11、21、22、23缺牙区黏骨膜，修整赘生骨质及黏膜形态，见12、22根尖处种植体部分暴露，在暴露处及12、21、22处种植体颈部植入骨粉，旋入愈合基台，缝合创口。

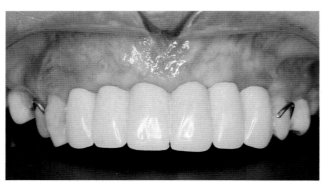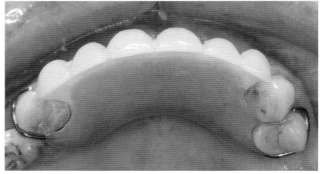

图5-3-101 可摘式活动义齿

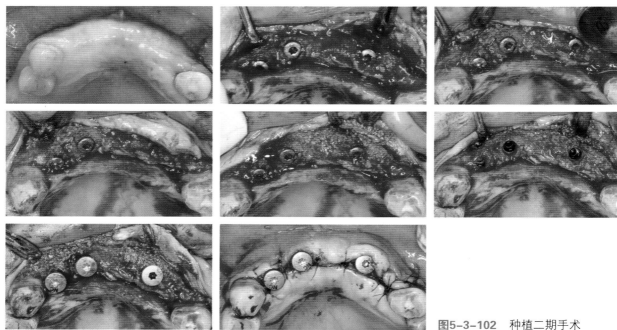

图5-3-102 种植二期手术

取模、制作种植体支持式临时修复体（图5-3-103）

制取数字化印模，制作种植体支持式螺丝固位修复体。试戴修复体，固位，近远中邻面接触良好。拍摄X线片确认基台完全就位，用特氟龙+复合树脂严密封闭螺丝孔。

软组织塑形与临时修复体调改

种植体支持式临时修复体戴用3个月余，嘱患者1个月复诊1次，密切观察种植体唇侧穿龈轮廓，逐步调整唇侧轮廓为凹面型。

最终修复（图5-3-104～图5-3-106）

试戴修复基台和氧化锆全瓷冠，修复体形态、颜色均良好，近远中邻面接触理想。修复基台用手动棘轮扳手逐渐加扭矩至35Ncm。拍摄X线片检查确定基台完全就位后用特氟龙+树脂充填螺丝孔，使用双固化自黏接树脂水门汀粘固全瓷冠，去除边缘多余树脂水门汀，调𬌗、抛光、消毒。患者对修复体形态、色泽、咬合均表示满意。进行口腔卫生宣教，告知患者种植修复体使用注意事项，嘱患者定期复查。

随访及维护（图5-3-107）

1年后复诊可见患者唇侧轮廓丰满度良好，告知患者戴牙后注意事项，再次进行口腔卫生宣教，嘱定期复诊。

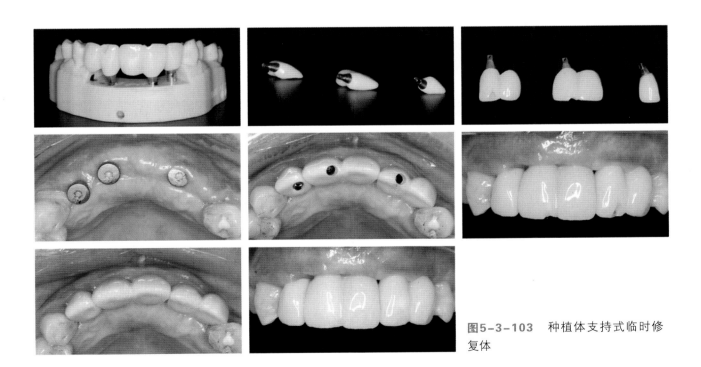

图5-3-103　种植体支持式临时修复体

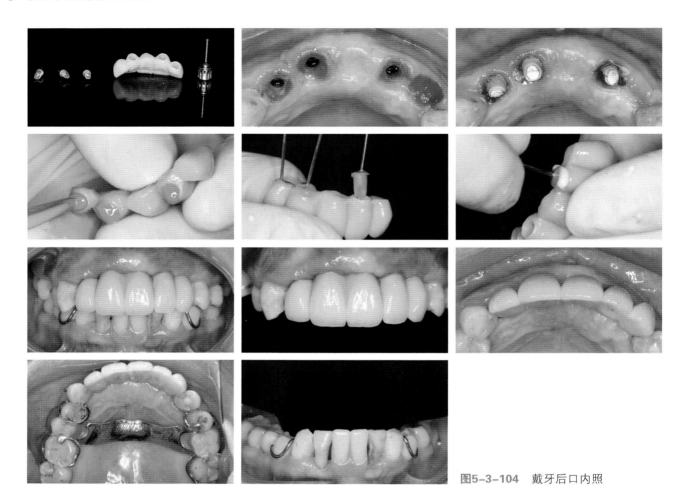

图5-3-104 戴牙后口内照

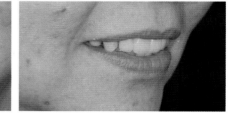

图5-3-105 戴牙后面下1/3照

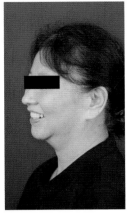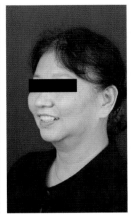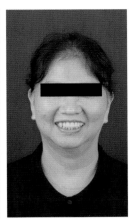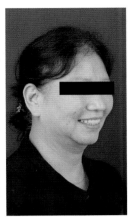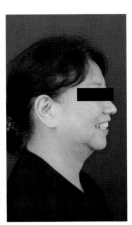

图5-3-106 戴牙后面像照

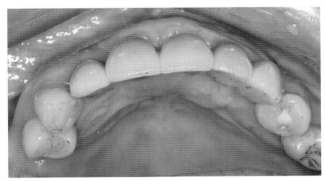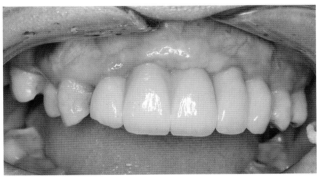

图5-3-107 1年后复诊

治疗变化过程（图5-3-108）

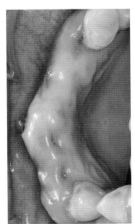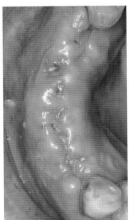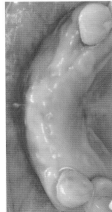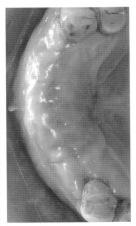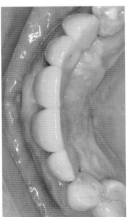

图5-3-108 治疗变化过程

讨论

临床上对于不利型骨缺损患者，通常采用引导骨再生技术。引导骨再生技术需遵循"PASS"原则：无张力创口关闭；足够的血供、血管化；空间维持；伤口、植入材料（种植体、屏障膜、骨替代材料）的稳定性。为达到"PASS"原则，我们常需要选择钛网钛钉、自体骨移植等辅助获得空间维持。而这些常用方式有一定的局限性，比如增加经济负担、开辟第二术区、技术敏感性强、需要二次手术等。与单纯的骨粉移植物相比，黏性骨块具有更加稳定的形态、更强的可塑性，其纤维网状结构可以捕获血小板和白细胞，与富含生长因子的CGF膜联合应用可促进骨和软组织的愈合与再生。本病例中同时应用黏性骨块和帐篷钉来增加上颌前牙区牙槽骨宽度及骨高度，取得令人满意的骨增量效果，为后期种植手术提供足够的骨宽度和骨高度。

黏性骨块在下颌后牙水平向骨增量中的应用一例

📁 病例7

初诊情况

患者基本信息

性别：女

年龄：50岁

职业：公司职员

主诉

下颌后牙缺失多年。

现病史

右下后牙缺失数年，未行修复，影响咀嚼功能，今来就诊。

既往史

• **系统病史**

否认系统病史。

• **牙科病史**

见表5-3-11。

• **个人社会史**

不吸烟，不嗜酒。

家族史

无特殊。

全身情况

无特殊。

口腔检查

• **口外检查**

颌面部检查

面部对称、比例基本协调，直面型。

表5-3-11　牙科病史调查表

牙周病史	□ 是	√ 否	正畸治疗史	□ 是	√ 否
修复治疗史	□ 是	√ 否	口腔外科治疗史	√ 是	□ 否
牙体牙髓治疗史	□ 是	√ 否	颞下颌关节治疗史	□ 是	√ 否
磨牙症	□ 是	√ 否	口腔黏膜治疗史	□ 是	√ 否
其他	无特殊				

颞下颌关节区检查

双侧关节活动度较对称，无疼痛及偏斜，开口型无偏斜，肌肉无压痛，开口度约4.3cm。

• 口内检查（图5-3-109）

牙列检查

37、46、47缺失。全口牙龈退缩。44颊侧颈部牙体缺损。35远中邻面缺损。16、26、27、36松动Ⅱ～Ⅲ度。

软组织检查

舌、口底、前庭沟、唇颊、软硬腭、腺体等软组织及系带附着未见异常。

咬合检查

前牙覆𬌗覆盖基本正常。

牙尖交错位时咬合较稳定。

口内一般情况检查

口内卫生情况较差，全口可见少量软垢及牙石，牙龈稍红肿。

影像学检查（图5-3-110）

CBCT示37、46、47缺失区水平型骨缺损；46、47区水平向可用骨量约4mm；骨质基本正常；邻牙根尖周无暗影。

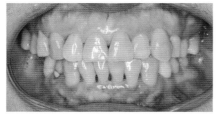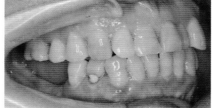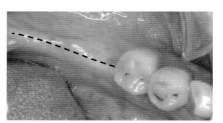

图5-3-109 初诊口内照

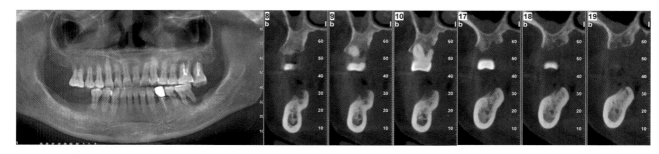

图5-3-110 术前影像学检查

诊断

下颌肯氏Ⅰ类牙列缺损。

35、44牙体缺损。

16、26、27、36根尖周炎。

治疗计划分析

该患者下颌后牙长期缺失伴骨量不足，其余区域后牙均存在根尖周炎症，牙周以及口腔卫生状况较差，咬合关系基本正常。基于口内检查与影像学检查，与患者充分沟通，告知患者治疗风险，治疗所需时间及费用，患者同意进行治疗，签署知情同意书。最终拟订治疗方案如下：

1. 系统牙周治疗。
2. 46位点选择分阶段植骨及种植修复。
3. 其余缺失牙暂行观察。

具体治疗步骤

口腔卫生指导、牙周基础治疗

对患者进行口腔卫生指导，转诊牙周科行牙周基础治疗。

骨增量手术（图5-3-111）

术前告知患者术中和术后可能出现的并发症以及相应的注意事项，患者签署知情同意书。用3管红色真空负压管和1管白色真空负压管抽取患者自体血，在离心机变速离心，离心完成后可见管内呈上黄、下红的分层。常规消毒后进行种植位点局部浸润麻醉，46缺牙区行牙槽嵴顶横行切口，翻瓣，颊舌侧减张，使用环状取骨钻于牙槽嵴顶获取自体骨。抽取白管上层自体纤维蛋白凝胶，与从缺失区取得的自体骨以及骨粉混合，静置，制备黏性骨块。将黏性骨块置于缺损区行骨增量，覆盖胶原膜，严密缝合切口。

种植一期手术（图5-3-112）

植骨后6个月可见颊侧轮廓丰满，影像学检查显示颊侧新骨已形成。常规消毒后进行种植位点局部浸润麻醉。于46、47行牙槽嵴顶横行切口，翻瓣，充分减张。于46位点使用先锋钻定深，扩孔钻逐级预备种植窝洞。将Zimmer 4.7mm×10mm种植体用25Ncm扭矩植入46窝洞，旋入愈合基台，严密缝合切口。

最终修复（图5-3-113）

术后3个月口内检查术区愈合良好，影像学检查无异常。制取数字化印模、比色制作最终修复体。口内试戴修复体，用手动棘轮扳手逐渐加扭矩至35Ncm。拍摄X线片检查确定基台完全就位后用特氟龙+树脂充填螺丝孔。调𬌗、抛光、消毒。患者对修复体形态、色泽、咬合均表示满意。

随访及维护（图5-3-114）

告知患者戴牙后注意事项，再次进行口腔卫生宣教，嘱定期复诊。

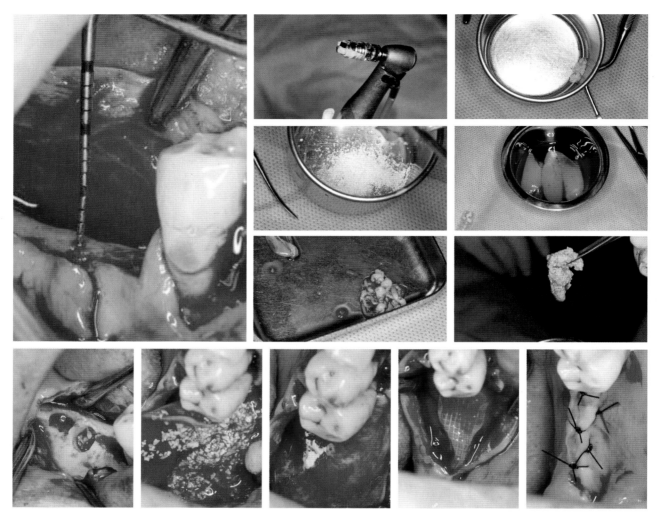

图5-3-111 骨增量手术

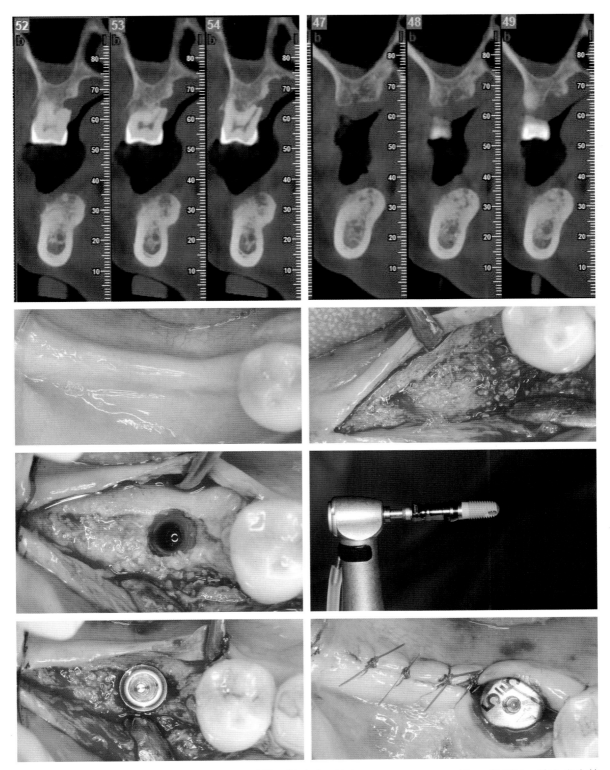

图5-3-112 影像学检查可见新骨已形成。种植一期手术，植入Zimmer 4.7mm×10mm种植体，旋入愈合基台，严密缝合

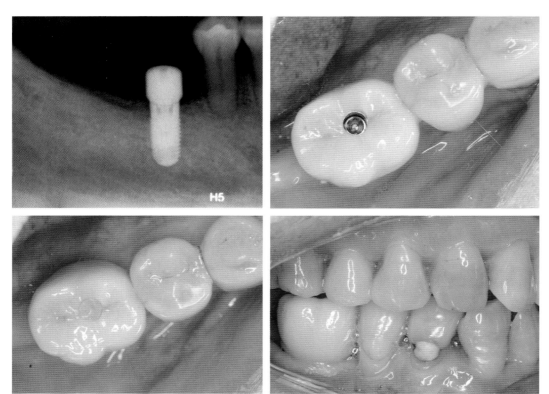

图5-3-113 戴牙

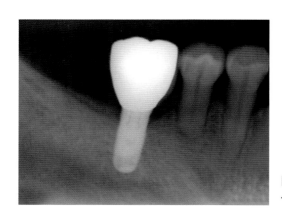

图5-3-114 戴牙后6个月复查，可见种植体周骨稳定

黏性骨块在下颌多颗牙连续缺失颊侧轮廓扩增中的应用一例

📁 病例8

前言

本病例为下颌多颗牙连续缺失的复杂病例。患者牙缺失多年，牙槽骨吸收变刃状，为不利型骨缺损。于是先行骨增量术，种植体植入同期行二次骨增量。

初诊情况

患者基本信息

性别：男

年龄：60岁

职业：未知

主诉

左下后牙缺失多年。

现病史

9个月前拔除33、38残根，并行下颌33-37

骨增量术。

既往史

• **系统病史**

否认系统病史。

• **牙科病史**

见表5-3-12。

• **个人社会史**

不吸烟，不嗜酒。

表5-3-12 牙科病史调查表

牙周病史	√是 □否	正畸治疗史	□是 √否
修复治疗史	√是 □否	口腔外科治疗史	√是 □否
牙体牙髓治疗史	√是 □否	颞下颌关节治疗史	□是 √否
磨牙症	□是 √否	口腔黏膜治疗史	□是 √否
其他	无特殊		

家族史

无特殊。

全身情况

无特殊。

口腔检查

• **口外检查**

颌面部检查

面部比例协调，直面型，面部肤色正常。

颞下颌关节区检查

双侧关节活动度较对称，无疼痛及偏斜，开口型无偏斜，肌肉无压痛，开口度约三横指。

• **口内检查**

牙列检查

全口口腔卫生差，内见大量软垢堆积。34-37缺失，见牙槽骨外形欠丰满，钛钉暴露。

软组织检查

舌、口底、前庭沟、软硬腭、腺体等软组织

及系带附着未见异常。

咬合检查

前牙覆𬌗覆盖基本正常。

牙尖交错位时咬合较稳定，双侧咬合基本对称。

口内一般情况检查

菌斑（√）；牙石（√）；口臭（×）；溃疡/红肿/脓肿（×）。

影像学检查（图5-3-115）

CBCT示帐篷钉及膜钉存，见牙槽骨体积较前增加。可用骨宽度增加至4mm。

诊断

下颌牙列缺损。

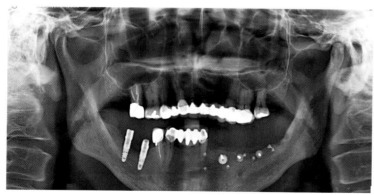
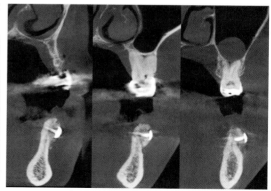

图5-3-115 术前影像学检查

具体治疗步骤

牙周治疗

• 口腔卫生指导

口腔卫生宣教及指导。

• 牙周基础治疗

全口牙周洁治，控制菌斑。

种植外科治疗（图5-3-116～图5-3-131）

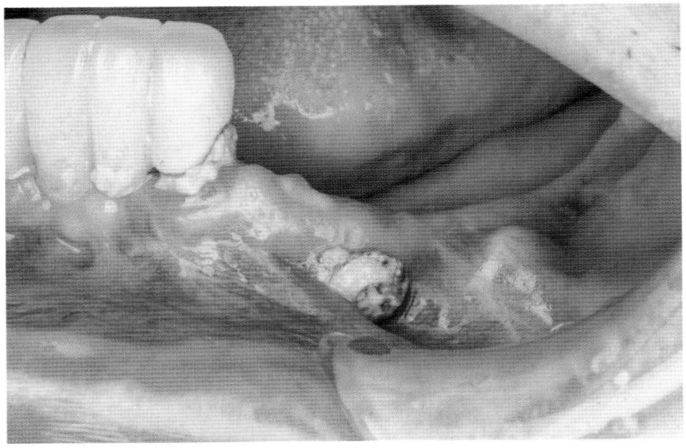

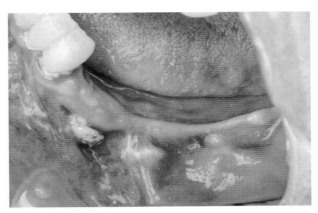

图5-3-117 殆面观牙槽骨宽度较前明显增加

图5-3-116 植骨术后8个月。帐篷钉暴露，口腔卫生差，可见大量软垢

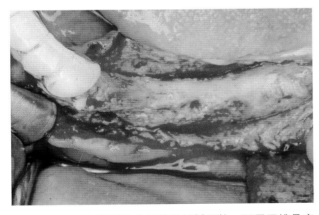

图5-3-118 翻瓣后见少量植骨材料颗粒，可用牙槽骨宽度约4mm

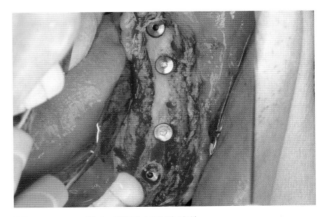

图5-3-119 植入4颗骨水平种植体

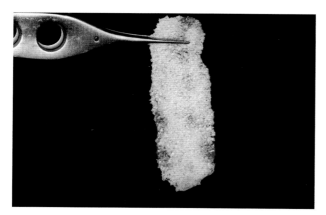

图5-3-120 制备好的黏性骨块条带

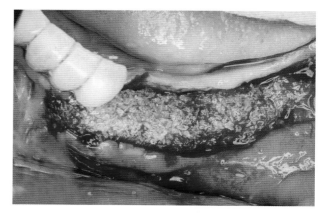

图5-3-121 将黏性骨块放置于牙槽骨颊侧，塑形，充填密实

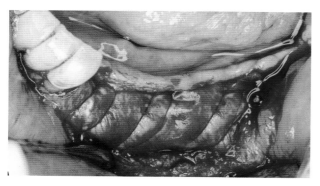

图5-3-122 使用可吸收缝线将胶原膜缝合固定，维持植骨空间的稳定

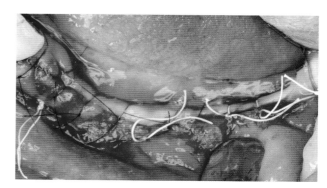

图5-3-123 减张后水平褥式+间断缝合

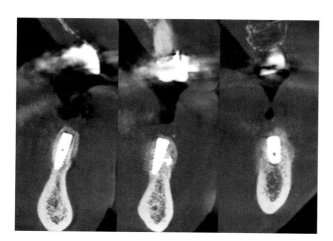

图5-3-124 术后即刻影像学检查

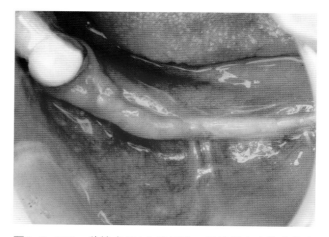

图5-3-125 种植术后4个月复诊，牙槽嵴宽度较术前有明显的增加，后牙区角化龈宽度不足

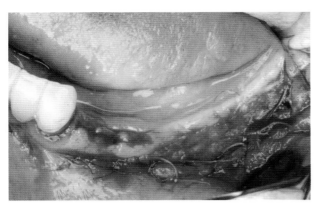

图5-3-126　根向复位瓣

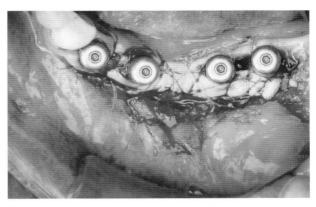

图5-3-127　左侧上腭获取FGG，将其修整形态后放置在受区，并使用不可吸收缝线固定（间断+交叉褥式缝合）

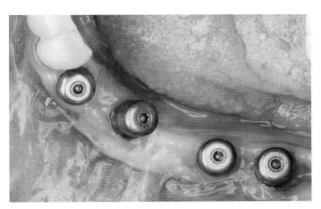

图5-3-128　6周后复诊，角化黏膜明显增宽

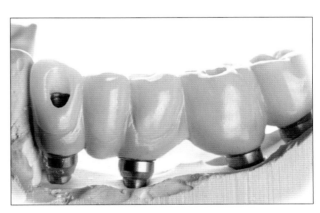

图5-3-129　取模制作修复体

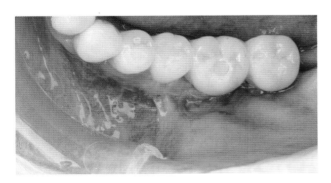

图5-3-130　最终修复体口内就位

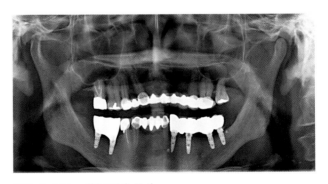

图5-3-131　戴牙后全景片

181

随访及维护（图5-3-132）

告知患者戴牙后注意事项，再次进行口腔卫生宣教，嘱定期复诊。

讨论

本病例患者就诊时牙槽骨宽度严重不足，吸收呈刃状，于是先行水平向骨增量。8个月后复诊发现牙槽骨获得3mm水平向骨增量，已经可以植入种植体。种植体植入后发现颊侧余留骨量不足，于是再次行黏性骨块骨增量，利用其良好的空间稳定性和生长因子的促成骨作用，最终获得了足够的颊侧骨量和良好的修复效果。

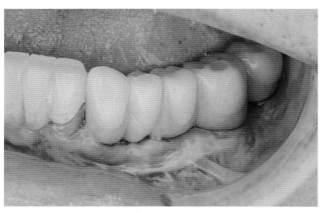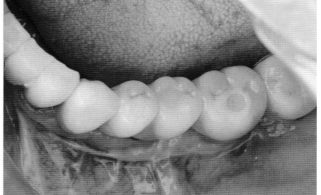

图5-3-132 1年后复查

第4节 | 黏性骨块在垂直向骨增量中的临床应用病例解析

黏性骨块和帐篷钉辅助在前牙垂直向骨增量中的应用一例

➕ 病例1

前言

本病例为上颌前牙美学区单颗牙缺失延期种植病例。患者上下颌多颗牙因牙周炎导致缺失数月，自觉影响功能和美观，今来我院就诊。患者美学期望值中等。

初诊情况

患者基本信息

性别：男

年龄：40岁

职业：公司职员

主诉

上下颌多颗牙齿缺失数月。

现病史

患者数月前因慢性牙周炎导致上下颌多颗牙

缺失，未修复。现患者已完成牙周系统治疗，今来我科求诊，要求修复缺失牙。

既往史

• **系统病史**

患者否认系统病史。

• **牙科病史**

见表5-4-1。

• **个人社会史**

不吸烟，不嗜酒。

表5-4-1 牙科病史调查表

牙周病史	√ 是 ☐ 否	正畸治疗史	☐ 是 √ 否
修复治疗史	☐ 是 √ 否	口腔外科治疗史	√ 是 ☐ 否
牙体牙髓治疗史	☐ 是 √ 否	颞下颌关节治疗史	☐ 是 √ 否
磨牙症	☐ 是 √ 否	口腔黏膜治疗史	☐ 是 √ 否
其他	无特殊		

口腔检查

• **口外检查**（图5-4-1和图5-4-2）

颌面部检查

直面型，左右对称，比例协调。呈低位笑线。

颞下颌关节区检查

双侧关节活动度对称，无疼痛及偏斜，开口型无偏斜，肌肉无压痛，开口度约4.5cm。

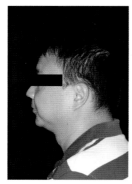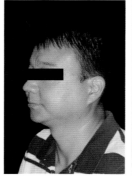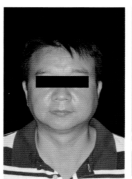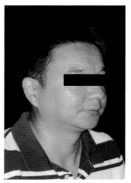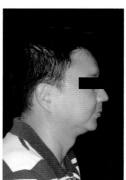

图5-4-1 治疗前面像照

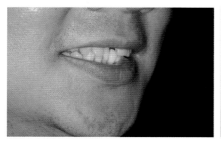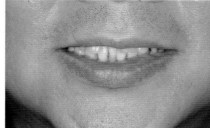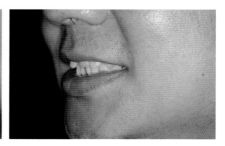

图5-4-2 治疗前面下1/3照

• 口内检查（图5-4-3和图5-4-4）

牙列检查

口内11、16、46、47缺失，缺失区近远中距离正常，颌间距离正常。11唇侧牙槽骨吸收，存在明显的水平型和垂直型骨缺损。先天缺失15和25。18、17、12、21、32、31、41、42松动Ⅰ度。38殆面龋坏。左侧磨牙为Ⅱ类咬合关系。前牙区深覆殆、深覆盖。

软组织检查

牙龈普遍退缩，临床牙冠伸长；系带位置正常；牙龈颜色正常，无红肿；其余未见明显异常。

咬合检查

18、28、38、48正位萌出，已建立咬合。

口内一般情况检查

口内卫生情况一般，虽未探及明显牙石，口内局部仍可见少量软垢，牙龈稍红肿。

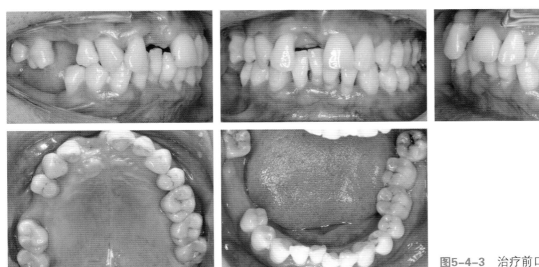
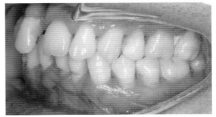
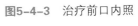

图5-4-3 治疗前口内照

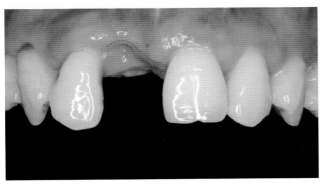
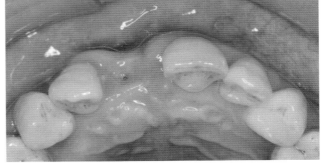

图5-4-4 治疗前局部缺损情况检查

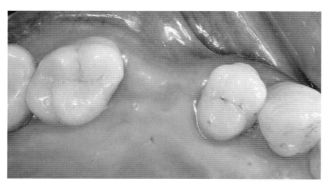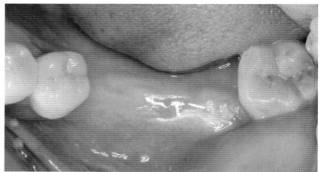

图5-4-4（续）

美学分析

• 唇齿分析（表5-4-2）

表5-4-2　唇齿分析

息止颌位时牙齿暴露		笑线	
	上颌1～2mm 下颌2～3mm		低位
切缘曲线与下唇关系			
	平坦型		不接触型
微笑宽度		唇廊	
	10颗		正常
上颌中切牙中间线与面中线的关系		𬌗平面与口角连线的关系	
	居中相符		正常

• 牙齿分析（表5-4-3）

表5-4-3 牙齿分析

上颌与下颌切牙中间线的关系		牙冠形态	
	居中相符		卵圆形
牙齿表面结构			
宏观结构	无	微观结构	无
上颌中切牙宽长比			
11	无（11缺失）	21	83.86%

• 齿龈分析（表5-4-4）

表5-4-4 齿龈分析

上前牙牙齿分析		上前牙牙龈分析	
牙齿形态	异常	牙龈边缘	不对称
牙齿比例	异常	牙龈乳头	丧失
切牙间角	异常	牙龈生物型	中厚
牙体长轴	正常	牙龈病理变化	牙龈萎缩
牙齿排列	正常	龈缘顶点	不规则

影像学检查（图5-4-5和图5-4-6）

　　CBCT示全口牙槽骨水平型吸收为根中1/2至根尖1/3。46可见牙周膜增宽影像。16、46和47位点的水平向、垂直向骨量均足以容纳种植体，但11位点存在明显的水平型和垂直型骨缺损。

诊断

全口慢性牙周炎（Ⅲ期A级）。

上颌肯氏Ⅲ类牙列缺损；下颌肯氏Ⅲ类牙列缺损。

38龋齿。

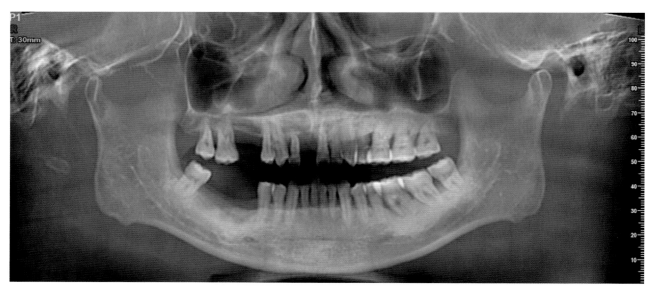

图5-4-5 术前全景片

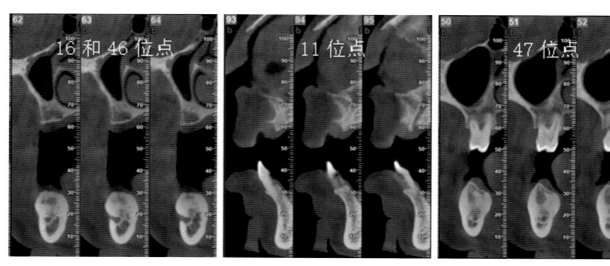

图5-4-6 术前缺失牙位点矢状面CBCT影像

治疗计划分析

1. 全口牙周系统治疗（患者已完成）。

2. 活动义齿或固定桥或种植体支持式固定义齿修复11、16；活动义齿或种植体支持式固定义齿修复46、47。其中11若行种植体支持式固定义齿修复，需先行骨增量手术恢复水平向和垂直向牙槽骨量，满足种植要求后再行种植体植入手术。

与患者充分沟通后，患者决定使用种植体支持式固定义齿修复11、16、46、47。其中11需在数字化技术的辅助下先行植骨，待骨量满足要求后再行种植体植入手术，期间通过活动义齿临时修复11。患者签署知情同意书，开始治疗（表5-4-5）。

具体治疗步骤

口腔卫生指导

转牙周科完成牙周基础治疗。

后牙种植一期手术（图5-4-7和图5-4-8）

局麻下，行16、46、47缺牙区牙槽嵴顶横行切口，用剥离器翻全厚瓣，翻瓣充分暴露术区，用先锋钻为种植体植入位置定位、定深，放置指示杆确定种植体方向。方向无误后，用扩孔钻逐级预备种植窝洞，攻丝钻成形窝洞螺纹，将种植体Straumann TL 4.8mm×10mm用35Ncm扭矩植入16窝洞中，种植体Straumann

TL 4.8mm×8mm用35Ncm扭矩植入46、47窝洞中，均安装愈合基台，后严密缝合切口。

11取模制作活动义齿（图5-4-9）

采用藻酸盐材料口内制取印模，采用腭侧邻牙倒凹固位的隐形义齿临时修复11。腭侧基托延伸至前磨牙的远中，由于患者存在垂直向骨增量，故唇侧颈部添加红色基托，选取人工硬质树脂牙作为义齿材料。

数字化模型分析11骨缺损区域（图5-4-10）

通过口扫数据和CBCT数据拟合，在软件中分析11骨缺损的实际情况，3D打印制作骨缺损模型。分析所得11位点近远中向距离约9mm，垂直向骨缺损约5mm，右侧前鼻棘处存在约15mm的骨凹陷。根据CBCT数据测得左侧下颌骨外斜线处骨量充足，可以从该处获取足够的自体骨量用以弥补11位点的骨缺损。

表5-4-5 种植美学风险评估表

风险因素	低	中	高
健康状况	健康，免疫功能正常		免疫功能低下
吸烟习惯	不吸烟	少量吸烟（＜10支/天）	大量吸烟（＞10支/天）
患者美学期望值	低	中	高
笑线	低位	中位	高位
牙龈生物型	低弧线，厚龈生物型	中弧线，中厚龈生物型	高弧线，薄龈生物型
牙冠形态	方圆形	卵圆形	尖圆形
位点感染情况	无	慢性	急性
邻牙牙槽嵴高度	到接触点＜5mm	到接触点5.5～6.5mm	到接触点＞7mm
邻牙修复状态	无修复体		有修复体
缺牙间隙的宽度	单颗牙＞7mm	单颗牙≤7mm	2颗牙或2颗牙以上
软组织解剖	软组织完整		软组织缺损
牙槽嵴解剖	无骨缺损	水平向骨缺损	垂直向骨缺损

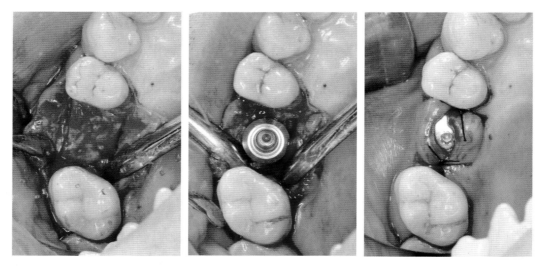

图5-4-7 16位点种植体植入手术

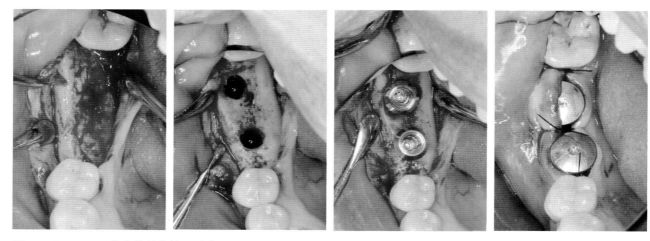

图5-4-8 46、47位点种植体植入手术

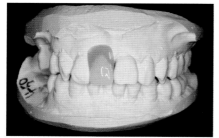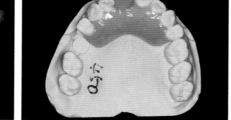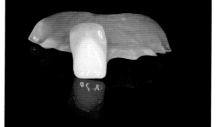

图5-4-9 11活动义齿

11骨增量手术（图5-4-11～图5-4-18）

在软件中设计帐篷钉的植入位置和深度，并3D打印出11骨增量导板，在口内试戴。全口消毒，11缺牙区局麻下行牙槽嵴顶横行切口，于13、23远中处行竖行切口。翻瓣，见右侧前鼻棘的骨板凹陷。于骨缺陷区穿透皮质骨制备滋养孔。切开37、38颊侧黏骨膜，翻瓣，暴露下颌骨。取皮质骨碎屑。用3管红色真空负压管和1管白色真空负压管抽取患者自体血，在离心机变速离心，离心完成后可见管内呈上黄、下红的分层，抽取白管上层自体纤维蛋白凝胶，与取得的自体骨以及骨粉混合，加入红管内CGF萃取液静置，制备黏性骨块。

在导板的帮助下植入帐篷钉，将黏性骨块置于前牙缺损区，覆盖胶原膜和CGF膜，严密缝合切口。术后通过CBCT检查骨增量效果。

11种植一期手术（图5-4-19和图5-4-20）

植骨术后5个月，软组织愈合良好。局麻下，行牙槽嵴顶横行切口，用剥离器翻全厚瓣，翻瓣充分暴露术区，取出帐篷钉。使用光动力进行11远中局部处理后先锋钻定深，放置指示杆确定种植体方向。方向无误后，用扩孔钻逐级预备种植窝洞，用35Ncm扭矩植入1颗Astra 3.5mm×11mm种植体，安装愈合基台。术后即刻进行CBCT检查，可见种植体周骨量充足。

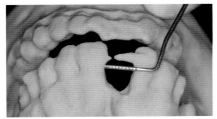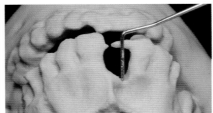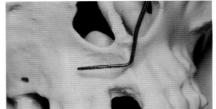

图5-4-10　颌骨缺损模型

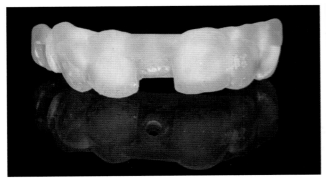

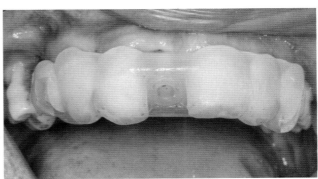

图5-4-11　11位点骨增量导板

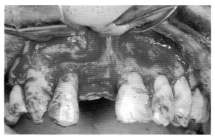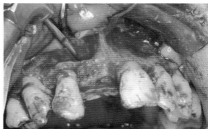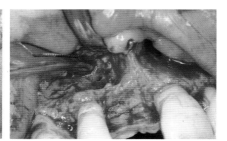

图5-4-12 制备滋养孔

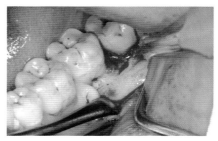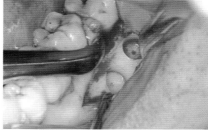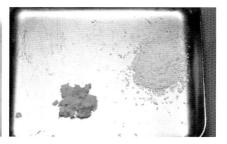

图5-4-13 取自体骨

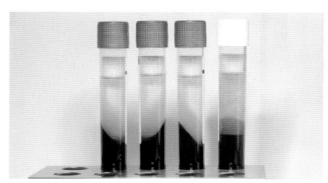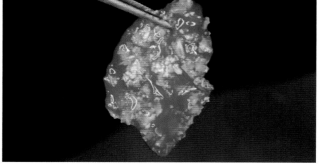

图5-4-14 制备黏性骨块

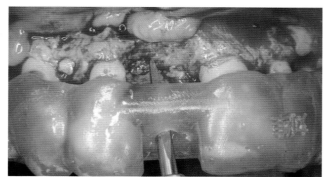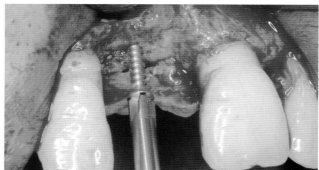

图5-4-15 植入帐篷钉

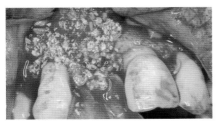
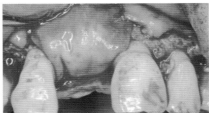
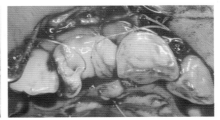

图5-4-16　骨增量

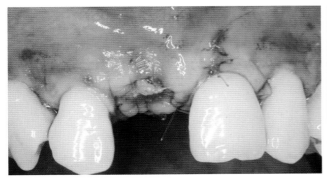
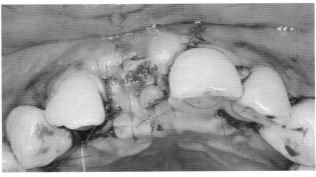

图5-4-17　缝合术区

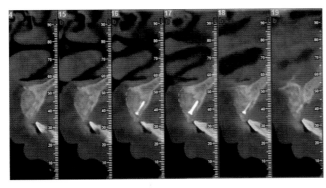
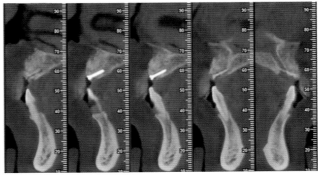

图5-4-18　术后CBCT

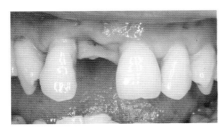
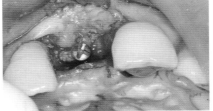
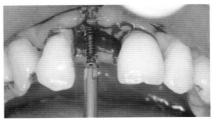

图5-4-19　11种植一期手术

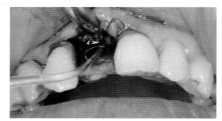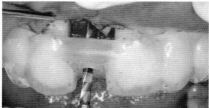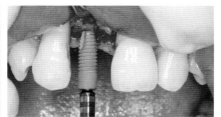

图5-4-19（续）

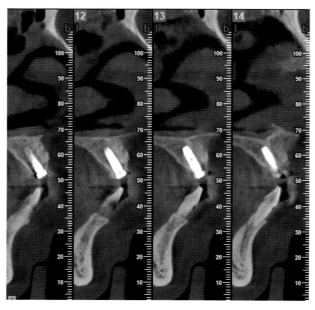

图5-4-20 术后CBCT影像

取模制作种植体支持式最终修复体

（图5-4-21～图5-4-24）

5个月后使用聚醚硅橡胶进行制取工作模型，藻酸盐制取对颌模型，制作种植体支持式11最终修复体。试戴修复体，固位，近远中邻面接触良好。修复基台用手动棘轮扳手逐渐加扭矩至20Ncm。拍摄X线片检查确定基台完全就位后用特氟龙充填螺丝孔，使用玻璃离子水门汀粘固全瓷冠，去除边缘多余玻璃离子水门汀，调𬌗、抛光、消毒。患者对修复体形态、色泽、咬合均表示满意。进行口腔卫生宣教，告知患者种植修复体使用注意事项，嘱患者定期复查。

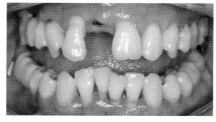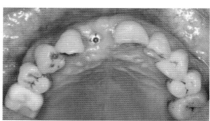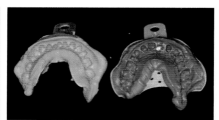

图5-4-21 制取印模

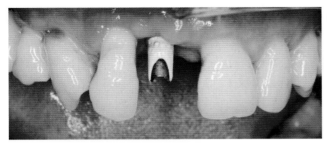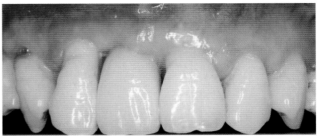

图5-4-22　安装最终修复体

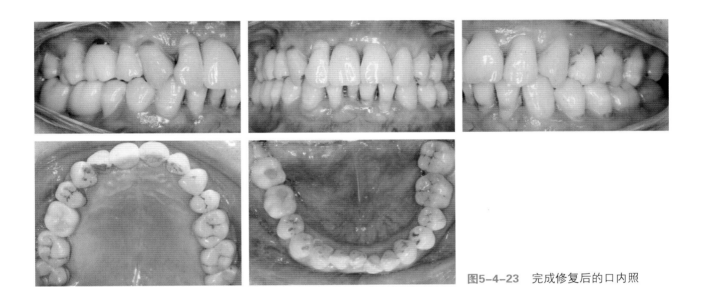

图5-4-23　完成修复后的口内照

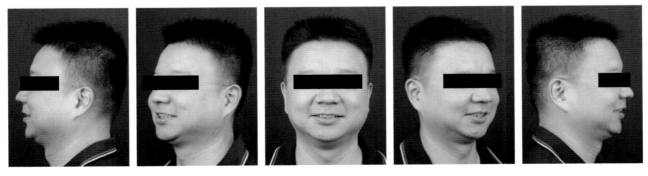

图5-4-24　完成修复后的面像照

术前、术后情况对比（图5-4-25和图5-4-26）

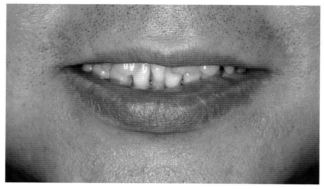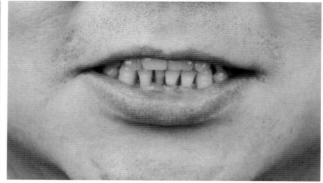

图5-4-25 术前、术后的口外情况对比

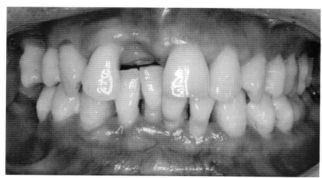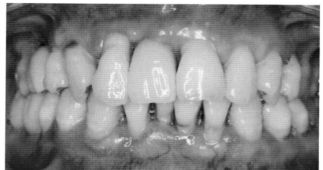

图5-4-26 术前、术后的口内情况对比

讨论

慢性牙周炎的患者通常牙槽骨广泛性水平型吸收，不仅会导致多数牙齿松动、脱落，也会因骨量的限制给固定修复带来挑战。尤其在前牙美学区，只有骨量充足才能满足种植体植入的需求，从而在此基础上改善整体的美学效果。众所周知，如何实现良好的垂直向骨增量一直是GBR中充满挑战性的课题，充分地黏膜减张和空间维持是实现良好垂直向骨增量的必要前提。文献中提到多种空间维持的方法，帐篷钉就是其中的一种空间维持装置。另外，黏性骨块也具有一定的空间维持效果，二者相得益彰。

本病例中，该患者由于慢性牙周炎造成11水平型和垂直型骨缺损，无法直接行种植体植入手术，故拟在数字化技术的帮助下先行GBR后延期种植。数字化辅助植骨的优势在于能够精准分析骨缺损的部位和大小。另外，数字化帐篷钉导板的应用，能够辅助术者将帐篷钉植入未来理想的种植体植入部位，有助于保障最终的成骨效果。

黏性骨块在经牙槽嵴顶上颌窦底提升术中的应用一例

➕ 病例2

前言

本病例为上颌后牙区单颗种植修复病例。患者因为牙齿纵裂无法保留而拔除。3个月后行影像学检查发现拔牙窝愈合佳，上颌窦底可用骨高度不足。于是行上颌窦底提升，同期种植体植入。

初诊情况

患者基本信息

性别：男

年龄：33岁

职业：未知

主诉

上颌后牙拔除3个月要求种植。

现病史

患者3个月前因牙齿纵裂拔除，现要求种植修复。

既往史

• **系统病史**

否认系统病史。

• **牙科病史**

见表5-4-6。

• **个人社会史**

不吸烟，不嗜酒。

家族史

无特殊。

表5-4-6　牙科病史调查表

牙周病史	□是	√否	正畸治疗史	□是	√否
修复治疗史	□是	√否	口腔外科治疗史	√是	□否
牙体牙髓治疗史	□是	√否	颞下颌关节治疗史	□是	√否
磨牙症	□是	√否	口腔黏膜治疗史	□是	√否
其他	无特殊				

全身情况

无特殊。

口腔检查

• **口外检查**

颌面部检查

面部比例协调，直面型，面部肤色正常。

颞下颌关节区检查

双侧关节活动度较对称，无疼痛及偏斜，开口型无偏斜，肌肉无压痛，开口度约三横指。

• **口内检查**（图5-4-27）

牙列检查

26拔牙窝愈合良好，角化黏膜宽度充足。

软组织检查

舌、口底、前庭沟、软硬腭、腺体等软组织

及系带附着未见异常。

咬合检查

前牙覆𬌗覆盖基本正常。

牙尖交错位时咬合较稳定，双侧咬合基本对称。

口内一般情况检查

菌斑（√）；牙石（√）；口臭（×）；溃疡/红肿/脓肿（×）。

影像学检查（图5-4-28）

CBCT示26拔牙窝见新骨形成，可用骨宽度充足，26、27部位牙槽嵴可用骨高度约6mm。上颌窦膜完整，稍增宽。

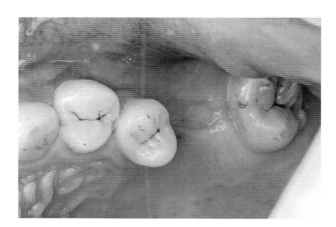

图5-4-27　术前口内照

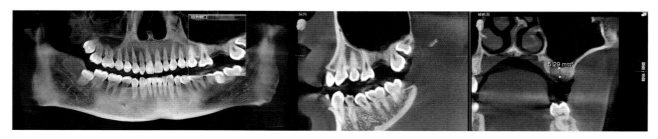

图5-4-28　CBCT示拔牙后牙槽窝改建，上颌窦底骨高度不足

诊断

26缺失。

具体治疗步骤

牙周治疗

- **口腔卫生指导**

　　口腔卫生宣教及指导。

- **牙周基础治疗**

　　全口牙周洁治，控制菌斑。

种植外科治疗（图5-4-29～图5-4-36）

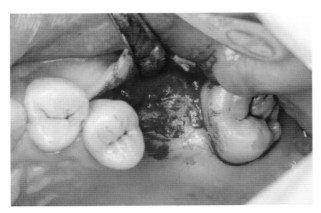

图5-4-29　术中翻瓣

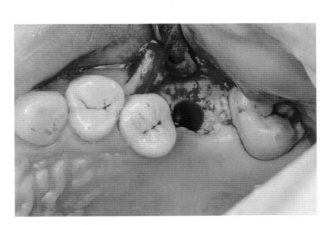

图5-4-30　术中备洞

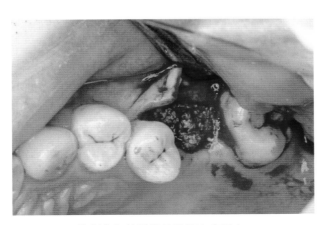

图5-4-31　将制作好的黏性骨块填入窝洞内

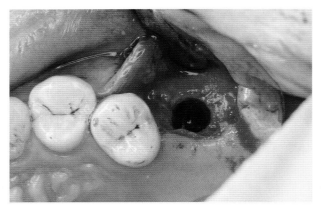

图5-4-32　轻柔地将黏性骨块推至上颌窦膜下方

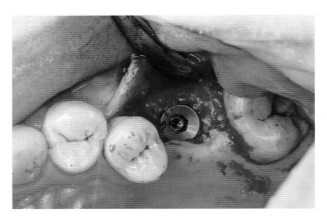

图5-4-33　种植体植入

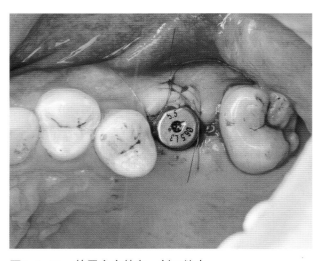

图5-4-34　放置愈合基台，创口缝合

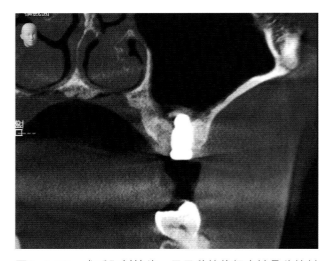

图5-4-35　术后即刻拍片，显示种植体根尖被骨移植材料覆盖

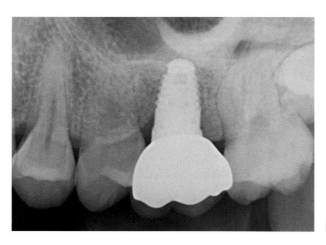

图5-4-36　4个月后二期转移永久修复

随访及维护

告知患者戴牙后注意事项，再次进行口腔卫生宣教，嘱定期复诊。

讨论

上颌后牙区是常见的牙缺失区域，该部位的种植修复常常与上颌窦发生关联。由于缺牙后牙槽嵴吸收和上颌窦腔气化导致剩余骨高度不足，上颌窦底提升术仍是解决该区域骨量不足的主要方法。本病例剩余牙槽嵴剩余高度＞5mm，上颌窦开口通畅，黏膜厚度略微增宽，开窗区域所对应颊侧骨壁厚度适中、坡度平缓。选择更为微创的经牙槽嵴顶上颌窦内提升术，使用自体和异体混合制作的黏性骨块放置于黏膜下，由于黏性骨块的特性，骨移植材料充填时的便捷性大大增加，且空间维持能力良好，最终获得了良好的修复效果。

黏性骨块在经侧壁开窗上颌窦底提升术中的应用一例

➕ 病例3

前言

本病例为上颌后牙区牙缺失、牙槽骨高度严重不足的患者。使用经侧壁开窗上颌窦底提升术并同时使用黏性骨块进行植骨，获得了稳定的骨增量，最终达到了满意的修复效果。

初诊情况

患者基本信息

性别：男

年龄：67岁

职业：未知

主诉

左上后牙缺失数年。

现病史

患者多年前外院拔除左上后牙，为求修复特来我院求诊。

既往史

• **系统病史**

否认系统病史。

• **牙科病史**

见表5-4-7。

• **个人社会史**

不吸烟，不嗜酒。

家族史

无特殊。

表5-4-7 牙科病史调查表

牙周病史	✓是 □否	正畸治疗史	□是 ✓否
修复治疗史	□是 ✓否	口腔外科治疗史	✓是 □否
牙体牙髓治疗史	□是 ✓否	颞下颌关节治疗史	□是 ✓否
磨牙症	□是 ✓否	口腔黏膜治疗史	□是 ✓否
其他	无特殊		

全身情况

无特殊。

口腔检查

- **口外检查**

  颌面部检查

  面部比例协调，直面型，面部肤色正常。

  颞下颌关节区检查

  双侧关节活动度较对称，无疼痛及偏斜，开口型无偏斜，肌肉无压痛，开口度约三横指。

- **口内检查**（图5-4-37和图5-4-38）

  牙列检查

  25-27缺失，牙槽嵴顶角化黏膜充足。牙槽骨颊侧轮廓不规则，可见部分位置凹陷。

软组织检查

舌、口底、前庭沟、软硬腭、腺体等软组织及系带附着未见异常。

咬合检查

前牙覆𬌗覆盖基本正常。

后牙区缺失，牙尖交错位时咬合有滑动。

口内一般情况检查

菌斑（√）；牙石（√）；口臭（×）；溃疡/红肿/脓肿（×）。

影像学检查（图5-4-39）

CBCT示左侧上颌窦底可用骨高度不足3mm，窦底形态较平坦，上颌窦底未见炎症，窦膜完整。

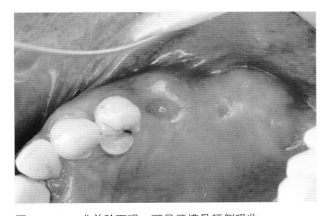

图5-4-37 术前𬌗面观，可见牙槽骨颊侧吸收

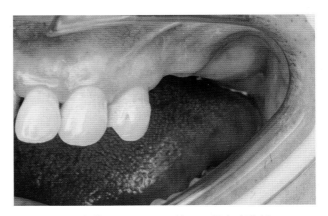

图5-4-38 术前正面观，可见缺牙区骨高度降低

诊断

25、26、27缺失。

具体治疗步骤

牙周治疗

口腔卫生指导

口腔卫生宣教及指导。

牙周基础治疗

全口牙周洁治，控制菌斑。

种植外科治疗（图5-4-40~图5-4-55）

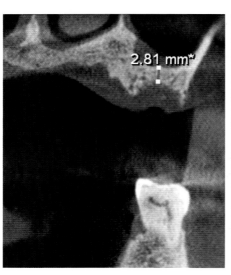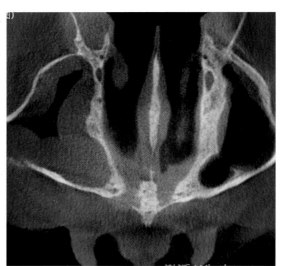

图5-4-39 术前影像学检查

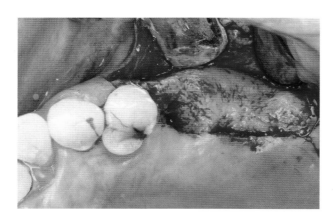

图5-4-40 24近中垂直切口，术区翻全厚瓣

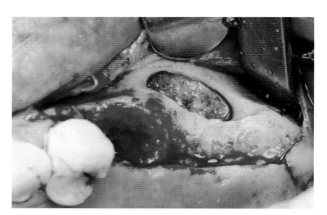

图5-4-41 超声骨刀制备开窗口，并完整抬起上颌窦黏膜

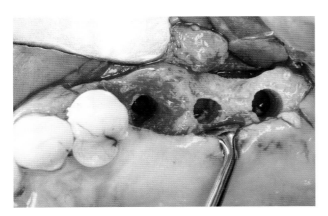

图5-4-42 种植备洞

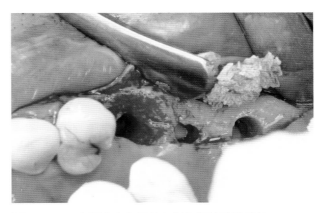

图5-4-43 上颌窦内大量植入制备好的黏性骨块

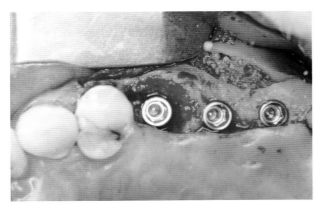

图5-4-44 同时行牙槽骨轮廓扩增

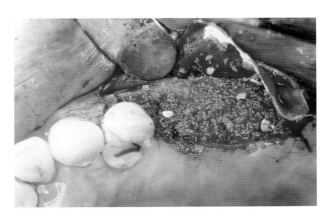

图5-4-45 覆盖胶原膜

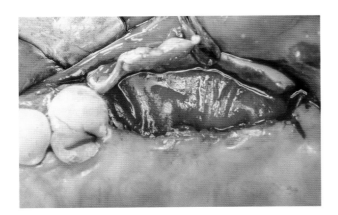

图5-4-46 瓣膜减张

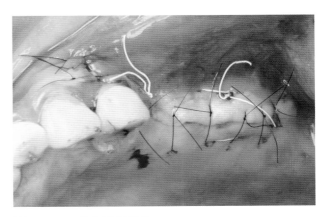

图5-4-47 缝合关闭创口

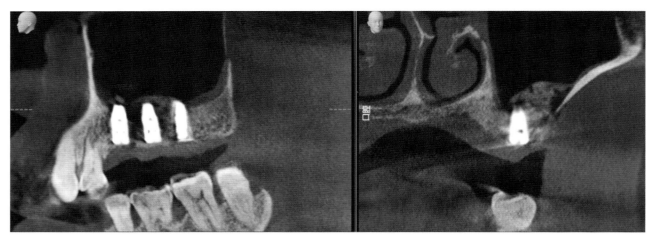

图5-4-48　术后即刻影像示窦膜下方骨移植材料形态良好

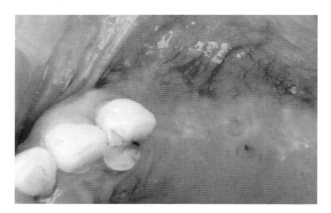

图5-4-49　6个月后复查

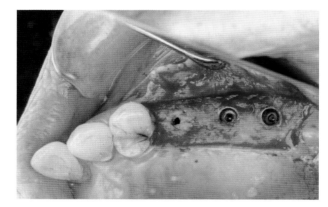

图5-4-50　二期手术

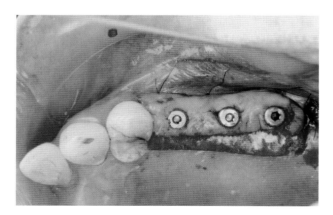

图5-4-51　放置胶原海绵蛋白，行根向复位瓣

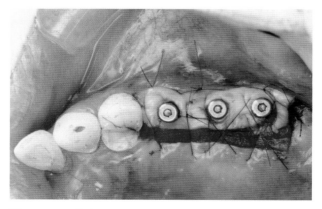

图5-4-52　缝合

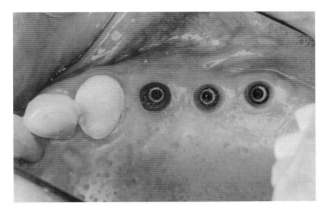

图5-4-53 3周后取模

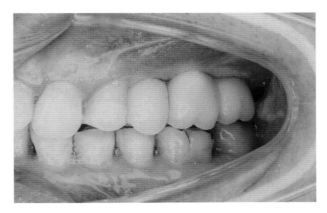

图5-4-54 佩戴永久修复体

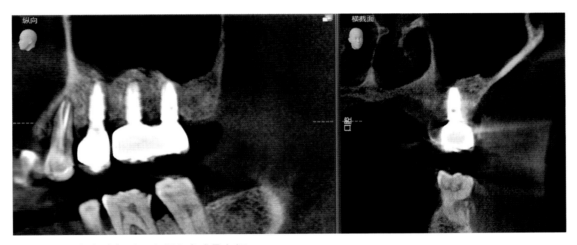

图5-4-55 永久修复后，上颌窦底成骨良好

随访及维护

告知患者戴牙后注意事项，再次进行口腔卫生宣教，嘱定期复诊。

讨论

上颌后牙区是常见的牙缺失区域，该部位的种植修复常常与上颌窦发生关联。由于缺牙后牙槽嵴吸收和上颌窦腔气化导致剩余骨高度不足，

上颌窦底提升术仍是解决该区域骨量不足的主要方法，本病例剩余牙槽嵴剩余高度＜5mm，上颌窦开口通畅，黏膜厚度略微增宽，开窗区域所对应颊侧骨壁厚度适中、坡度平缓。开窗后使用自体和异体混合制作的黏性骨块放置于黏膜下，由于黏性骨块的特性，骨移植材料充填时的便捷性大大增加，减少了手术操作时间。并且，植骨材料外溢和移动的可能降低，最终修复时获得了良好的骨增量效果。

第5节 黏性骨块在牙周治疗中的临床应用病例解析

黏性骨块在左上前牙牙周再生手术中的应用一例

➕ 病例1

前言

　　本病例为左上前牙牙周再生手术病例。患者对口腔卫生比较重视，定期在外院"洗牙"，但牙龈仍然时常出血。后经介绍来我院求诊。经临床检查和评估，牙周炎已比较严重，在完善牙周基础治疗及患者改善自我菌斑控制后，单个位点仍存在伴探诊出血的深牙周袋，遂在相应位点行牙周再生手术。

初诊情况

患者基本信息

　　性别：男

　　年龄：33岁

　　职业：个体经营者

主诉

　　牙龈反复出血5年，以及右上前牙牙龈"长包"3天。

现病史

　　5年来患者牙龈反复出血，于多家医院"洗牙"，自觉治疗后出血可短暂缓解，一段时间后又会再次出血，3天前发现牙龈再次出血及右上前牙牙龈"长包"。来我院求诊。

既往史

• 系统病史

　　否认系统病史。

表5-5-1　牙科病史调查表

牙周病史	√是 □否	正畸治疗史	□是 √否
修复治疗史	□是 √否	口腔外科治疗史	□是 √否
牙体牙髓治疗史	√是 □否	颞下颌关节治疗史	□是 √否
磨牙症	□是 √否	口腔黏膜治疗史	□是 √否
其他	无特殊		

- **牙科病史**

  见表5-5-1。

- **个人社会史**

  不吸烟，不嗜酒。

家族史

无特殊。

全身情况

无特殊。

口腔检查

- **口外检查**

  颌面部检查

  面部比例协调，直面型，面部肤色正常。

  颞下颌关节区检查

  双侧关节活动度较对称，无疼痛及偏斜，开口型无偏斜，肌肉无压痛，开口度约4.3cm。

- **口内检查**（图5-5-1）

  牙列检查

  口腔卫生欠佳，菌斑指数4，未见明显龈上牙石，可探及大量龈下牙石，PD 4~7mm，BOP 30%。13角化龈黏膜见瘘管，近远中均探及8mm左右深牙周袋，溢脓。牙体形态为尖圆形，薄龈生物型。

  软组织检查

  唇、舌、口底、前庭沟、软硬腭、腺体等软组织及系带附着未见异常。

  咬合检查

  前牙覆𬌗覆盖基本正常。

  牙尖交错位时咬合较稳定，双侧咬合基本对称。

  口内一般情况检查

  菌斑（√）；牙石（√）；口臭（√）；溃疡/红肿/脓肿（√）。

影像学检查（图5-5-2）

CBCT示全口牙槽骨水平向缺损约1/3，13远中牙槽骨垂直向缺损约达根长2/3，22远中缓坡状垂直向骨缺损。

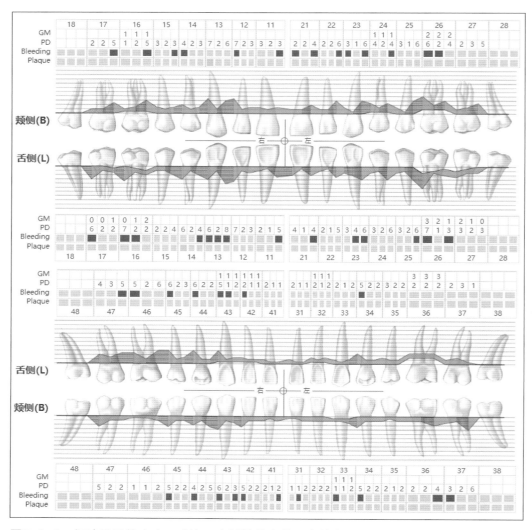

图5-5-1 初诊牙周检查表。［注：病例提供者使用该特定牙周检查表的习惯为，将"菌斑（plaque）"一栏标记为"探诊溢脓"情况，特此标注，后同］

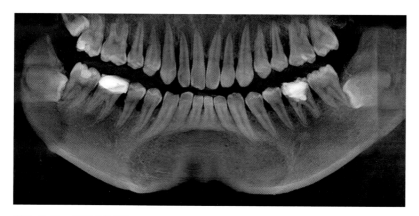

图5-5-2 初诊CBCT

诊断

广泛型牙周炎 Ⅲ 期B级。

具体治疗步骤

牙周治疗

• 口腔卫生指导

口腔卫生宣教及指导。

• 牙周基础治疗

全口以控制菌斑为导向行喷砂，分4区于显微镜下行洁刮治。

做了一些牙体治疗，因与手术位点无关，不在此赘述。

• 6个月复查

决定行合并使用黏性骨块的牙周再生手术。本病例中以左上侧切牙为例详述。

牙周再生手术（图5-5-3~图5-5-10）

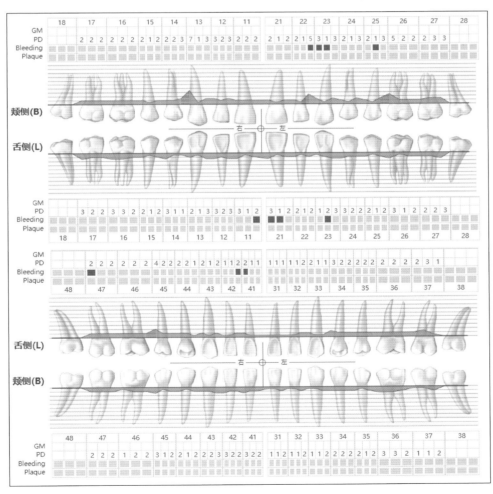

图5-5-3 牙周基础治疗6个月后牙周检查表

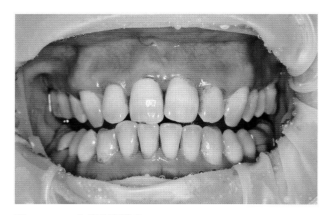

图5-5-4 术前菌斑染色

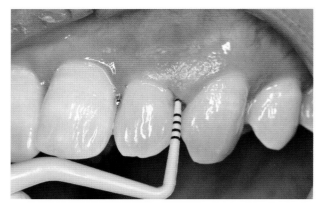

图5-5-5 术前探诊PD 5mm，BOP（+）

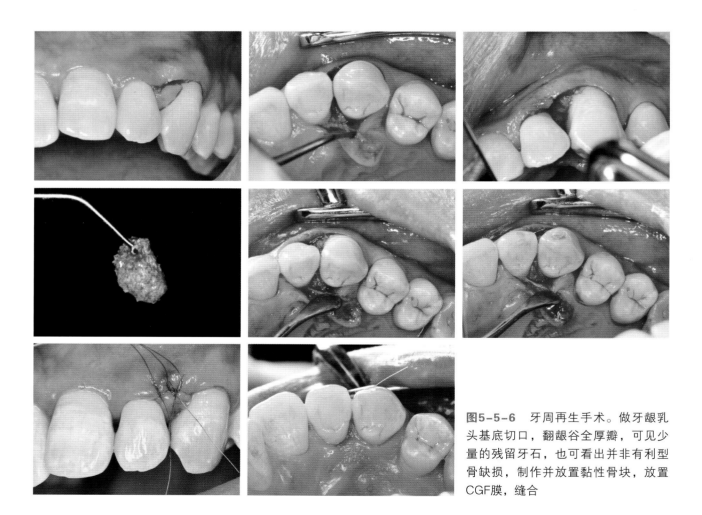

图5-5-6 牙周再生手术。做牙龈乳头基底切口，翻龈谷全厚瓣，可见少量的残留牙石，也可看出并非有利型骨缺损，制作并放置黏性骨块，放置CGF膜，缝合

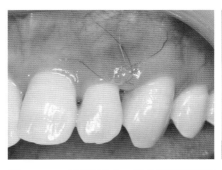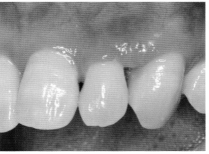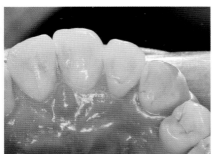

图5-5-7 2周拆线时，患者诉不当使用牙间隙刷的时候扯开了缝线

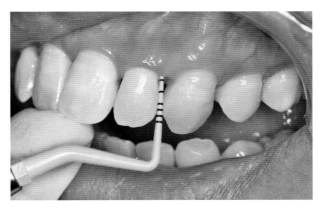

图5-5-8 术后5个月探诊

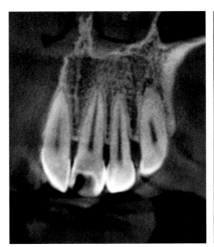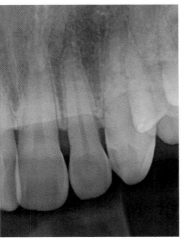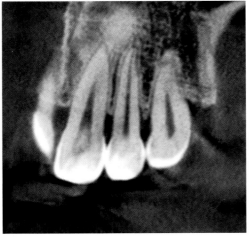

图5-5-9 术前、术后即刻、术后约半年影像学对比

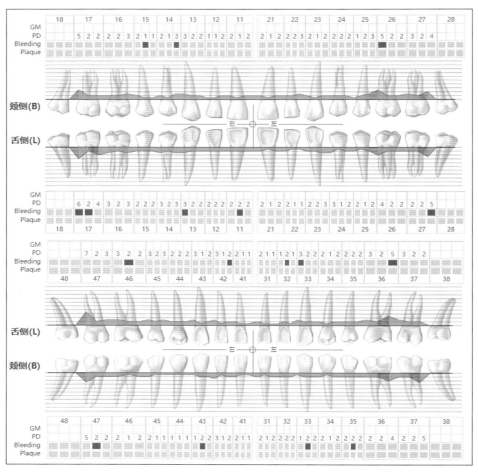

图5-5-10 术后约半年牙周检查表

随访及维护

告知患者每6个月需要复诊一次。

讨论

患者较年轻，也属于较注重口腔卫生的人群，会因为牙龈出血主动求诊。比较遗憾的是，之前接诊的医生牙周观念不足，贻误了患者病情，也希望更多同行意识到，所谓的"洗牙"是不足以治愈牙周炎的，甚至都不能很大程度地减缓牙周炎的进展。

患者垂直型骨缺损位点不多，且充分认识到了自我菌斑控制的重要性，积极性很高，因此对于基础治疗响应良好，计划只于13远中、22远中2个位点行牙周再生手术，本篇以22为例。

切口设计为保留牙龈乳头的微小翻瓣，于22、23间牙龈乳头基底切口，翻龈谷全厚瓣，发现并非有利型骨缺损，如照往常学习的知识，只做翻瓣清创，不做再生手术，因为没有支持空间。但其实缺损部位是很小的，利用黏性骨块的特性，可以获得足够的支持，因此做了再生手术。考虑到22位于美学区，如不做再生手术，在翻瓣清创后牙龈乳头会塌陷，造成医源性美学问题，保留龈谷的全厚瓣也是出于美学考虑，尽量不去除软组织，保留应有的厚度。

患者在术后约半年来复诊，拍摄的CBCT显示22、23间出现了清晰的、尖尖的嵴顶，治疗效果良好。

黏性骨块在右上第二磨牙牙周再生手术中的应用一例

▣ 病例2

前言

外地患者，自诉10年前已在外院被诊断为牙周炎，10年间有断续治疗过，具体不详，自觉治疗效果不佳，咬物无力，深感焦虑。自行上网查阅相关资料后前来求诊。患者对我院信任度较高，依从性较好，期望尽可能保留患牙。遵照患者意愿，完善基础治疗后在多牙位行合并使用黏性骨块的牙周再生手术。

初诊情况

患者基本信息

性别：女

年龄：33岁

职业：未知

主诉

发现牙周炎10年，求治。

现病史

10年前在外院确诊牙周炎，10年来断续治疗，效果不佳，要求牙周检查。

既往史

• **系统病史**

否认系统病史。

• **牙科病史**

见表5-5-2。

• **个人社会史**

不吸烟，不嗜酒。

家族史

无特殊。

全身情况

无特殊。

口腔检查

• **口外检查**

颌面部检查

面部比例协调，直面型，面部肤色正常。

表5-5-2 牙科病史调查表

牙周病史	√是 □否	正畸治疗史	□是 √否
修复治疗史	□是 √否	口腔外科治疗史	□是 √否
牙体牙髓治疗史	□是 √否	颞下颌关节治疗史	□是 √否
磨牙症	□是 √否	口腔黏膜治疗史	□是 √否
其他	无特殊		

颞下颌关节区检查

双侧关节活动度较对称，无疼痛及偏斜，开口型无偏斜，肌肉无压痛，开口度约4.3cm。

• **口内检查**（图5-5-11和图5-5-12）

牙列检查

口腔卫生欠佳，菌斑指数3，未见明显龈上牙石，但可探及深牙周袋及龈下牙石，PD 3~6mm，BOP 27%。45颊侧牙龈红肿，波动感明显，探溢脓。36、46颊沟龋，47𬌗面窝沟龋，探（−），叩（−），无明显松动。牙体形态为尖圆形，薄龈生物型。牙列拥挤。

软组织检查

唇、舌、口底、前庭沟、软硬腭、腺体等软组织及系带附着未见异常。

咬合检查

前牙覆𬌗覆盖基本正常。

牙尖交错位时咬合较稳定，双侧咬合基本对称。

口内一般情况检查

菌斑（√）；牙石（√）；口臭（√）；溃疡/红肿/脓肿（√）。

影像学检查（图5-5-13）

CBCT显示全口牙槽骨水平向骨缺损约1/3，17远中、14远中、22远中、23远中、26远中、27远中、33远中、37远中、45远中、46远中、47远中牙槽骨垂直向缺损。

诊断

广泛型牙周炎Ⅲ期C级。

具体治疗步骤

牙周治疗（图5-5-14和图5-5-15）

口腔卫生指导

口腔卫生宣教及指导。

牙周基础治疗

全口以控制菌斑为导向行喷砂、洁刮治。

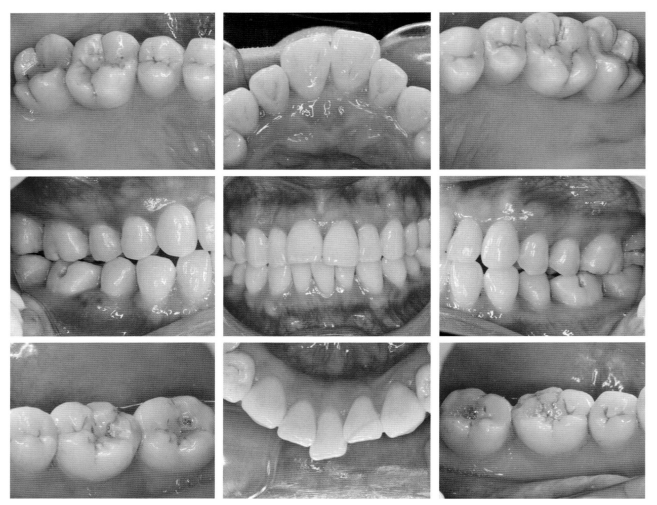

图5-5-11 初诊口内照

3个月复查

决定行合并使用黏性骨块的牙周再生手术。

本病例中以右上第二磨牙为例详述。

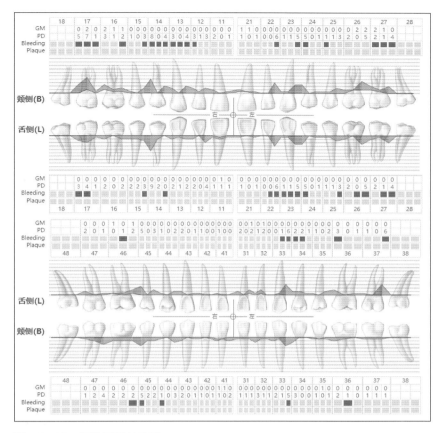

图5-5-12　初诊牙周检查表

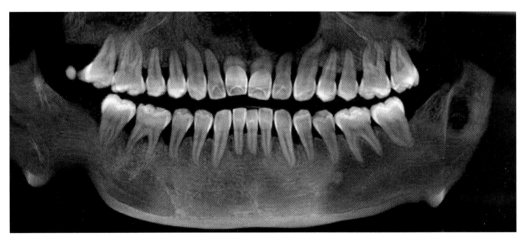

图5-5-13　术前影像学检查

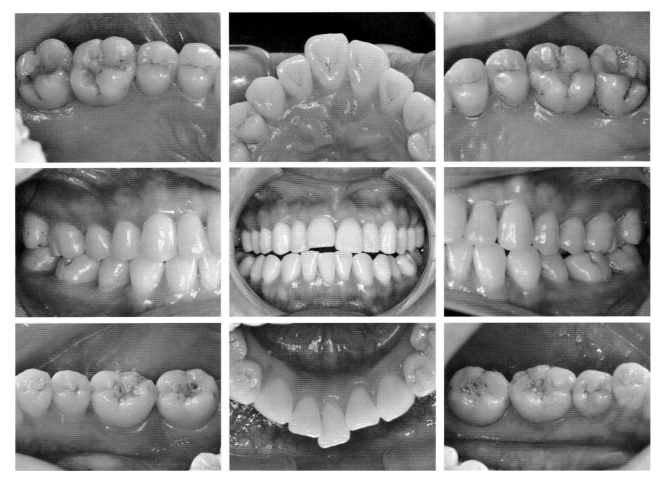

图5-5-14 牙周基础治疗3个月后牙周状况

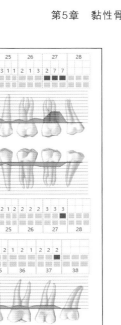

图5-5-15　牙周基础治疗3个月后牙周检查表

牙周再生手术治疗（图5-5-16～图5-5-28）

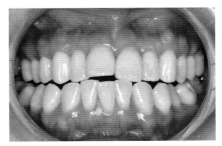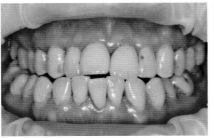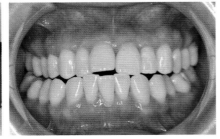

图5-5-16　术前准备。从左至右依次为术前正面照、菌斑染色照、喷砂后照

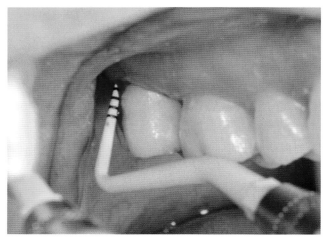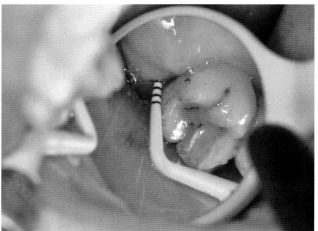

图5-5-17 术前17 PD 6~7mm，BOP（+）

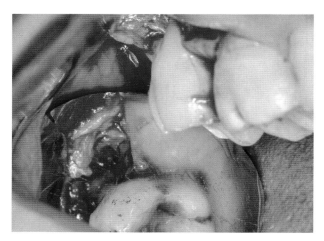

图5-5-18 17远中可见深大骨下袋

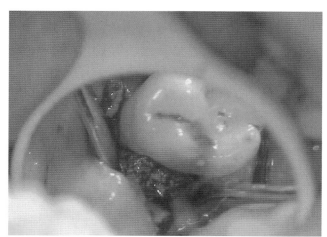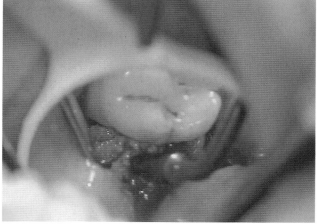

图5-5-19 植入黏性骨块

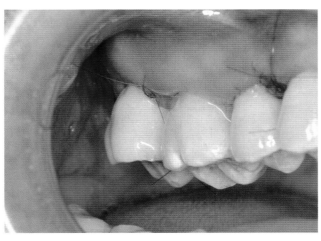
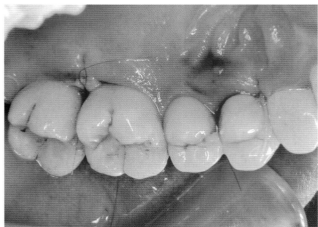

图5-5-20　使用6-0单股尼龙线缝合后

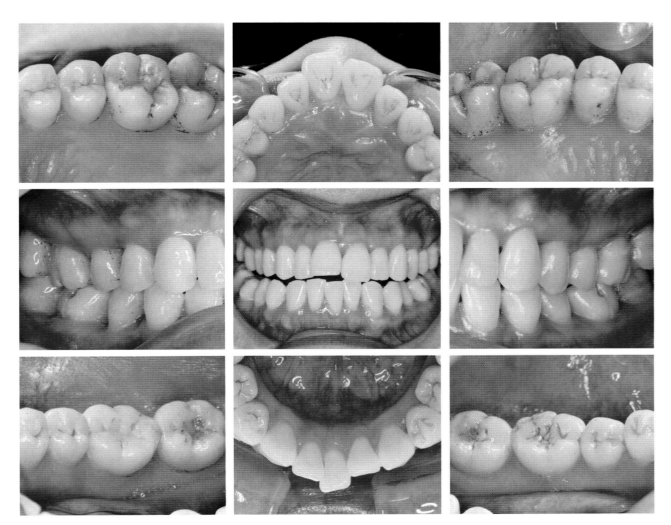

图5-5-21　复诊牙周状况

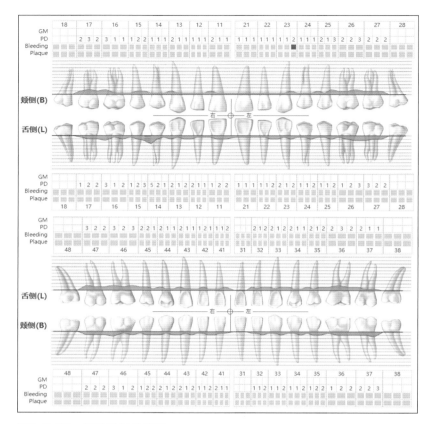

图5-5-22 复诊牙周检查表

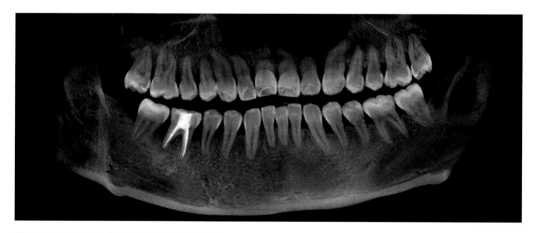

图5-5-23 2022年6月22日复诊CBCT

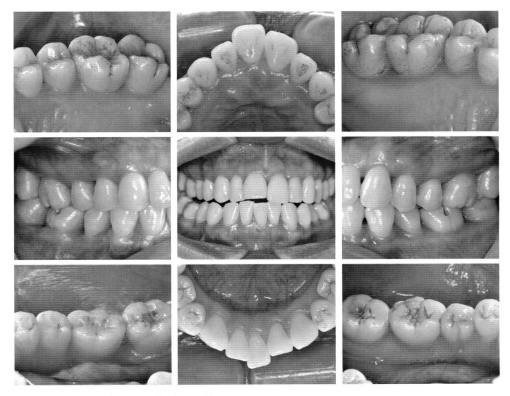

图5-5-24 2023年1月3日复诊牙周状况

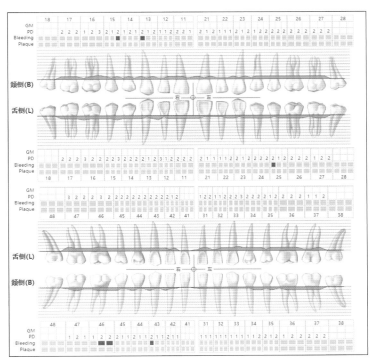

图5-5-25 2023年1月3日复诊牙周检查表

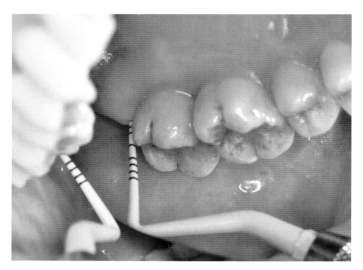

图5-5-26　2023年1月3日复诊17探诊

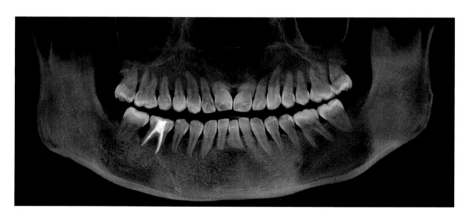

图5-5-27　2023年1月3日复诊CBCT

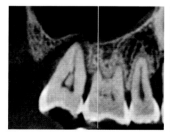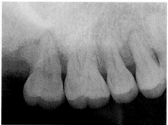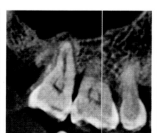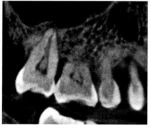

图5-5-28　17牙周再生手术影像学资料。从左至右依次为17术前、17术后即刻、2022年6月22日复诊17 CBCT、2023年1月3日复诊17 CBCT

随访及维护

告知患者每6个月1次GBT洁治，建议推进正畸治疗。

讨论

患者年仅33岁，却已有10年牙周炎病史，期间的治疗除了"断断续续"之外，患者并未提供较多有效信息。在检查过程中，发现口内几乎没有龈上牙石，说明患者已对疾病有一定认知，也有了一定口腔卫生维护的自觉。但这仍不能阻止牙周炎的继续进展，患者已明显感觉到多颗"大牙"松动，影响进食，结合自己的年龄，深感焦虑，并且保牙意愿强烈，反复强调不希望拔除任何一颗牙齿。

虽然已有治疗史，且未见明显龈上牙石，但牙龈的状态，尤其是45颊侧的牙周脓肿均提示我们基础治疗也许尚不完善，于是结合了探针触诊及显微镜下检查，确认了还有龈下牙石（菌斑）未去净。并且，虽然患者已有维护口腔卫生的自觉，但对于方法及要点尚不明确。因此，决定先做一次完善的基础治疗，步骤为记表—菌斑染色—喷砂—洁刮治—复诊再评估。

在3个月复诊时可以看到，虽然急性炎症得以控制，探诊出血百分比明显下降，患者的自我菌斑控制也达到了较理想的水平，前牙区总体不再有深牙周袋，而后牙区的牙周袋还在加深（也不能排除2次探诊记录的术者不同，有一定偏差）。此时有几颗牙齿我们已认为是保留无望，其中包含17，该牙的根尖阴影已与牙槽骨丧失的阴影贯通，松动Ⅱ度，但是没有牙髓症状，患者非常希望保留患牙，愿意接受一切尝试保留的治疗手段，在告知患者诸多风险及依然无法承诺治疗后患牙便能保留后，取得患者知情同意。安排牙周再生手术。

切口设计为牙槽嵴顶正中及16、17的牙龈乳头基底+沟内切口，充分考虑了17远中翻瓣减张难度的前提下尽可能微创，不破坏过多血供。

翻开后看到17远中形态复杂的深大骨下袋，根面也有大量黑色牙石，比较可惜的是由于该位点的特殊性、患者的张口度、摄影技术等综合因素，未拍摄到宝贵的资料。该牙石可能是因为不良萌出的18（已拔除），或单纯是处于清洁盲区，已不得而知。

该缺损属于有利型骨缺损，本可以直接放置骨替代材料，但是考虑到：①位点特殊，放置困难，骨粉可能在输送过程中大量浪费；②清洁盲区，虽已教授患者如何清洁，但该部位的菌斑控制仍与其他位点有差距，希望创口可以尽快愈合，才能保证再生的效果。而使用黏性骨块及CGF膜可以较好规避以上两点风险因素。

患者是外地患者，恰遇疫情，随访总是不甚顺利，拆线也在居住地进行，无法留取相应资料。感激患者的配合，仍尽量复诊了两次。在术后4个月时可以看到术创愈合良好，未见明显瘢痕，该位点PD 1~2mm，BOP（－），CBCT可见相当量的替代材料影像。而术后11个月时随访，探诊深度依然稳定，牙龈色、形、质都令人满意，CBCT可见替代材料影像与周围牙槽骨进一步融合，虽不如术后4个月时看起来那么丰满，但结合探诊深度、附着获得分析，仍取得了良好的疗效。

黏性骨块在牙周加速成骨正畸治疗中的应用一例

➕ 病例3

前言

患者先天唇腭裂，早年已在外院行修复手术，现因自觉"地包天"不美观来我院求治。正畸医生判断需要联合正颌手术治疗，正畸期间需要下颌牙列去代偿，需唇倾下前牙，加大反覆盖，为后期手术准备。在正畸治疗过程中，医生认为要达到上述目标，31–33、41–43唇舌侧骨量不足，转诊我处行牙周加速成骨正畸治疗（PAOO）手术。

初诊情况

患者基本信息

性别：女

年龄：36岁

职业：未知

主诉

正畸医生转诊，要求31–33、41–43双侧PAOO手术。

现病史

患者自诉"地包天"，曾有唇腭裂及正畸治疗病史（具体不详），要求改善"地包天"。已在本院行正畸治疗，现转诊要求31–33、41–43双侧PAOO手术。

既往史

• **系统病史**

否认系统病史。

• **牙科病史**

见表5–5–3。

• **个人社会史**

不吸烟，不嗜酒。

家族史

无特殊。

全身情况

无特殊。

口腔检查

• 口外检查

颌面部检查

面部左右不对称，凹面型，面部肤色正常，左右鼻翼欠对称，上唇人中可见瘢痕。

颞下颌关节区检查

双侧关节活动度较对称，无疼痛及偏斜，开口型无偏斜，肌肉无压痛，开口度约4.3cm。

• 口内检查（图5-5-29）

牙列检查

上颌18-28，下颌37-47，14-26反𬌗，双侧磨牙完全远中关系。上下牙列中线不一致。上颌牙弓尖圆形，形态欠对称；下颌牙弓卵圆形，形态基本对称。上颌牙列中度拥挤，下颌牙列轻度拥挤。12高位萌出间隙不足，14、24未见，15、

16、25、26、35-37、44-47龋坏。

软组织检查

12根尖上方牙槽黏膜处可见口鼻瘘，大小约0.5mm。舌、口底、前庭沟、软硬腭、腺体等软组织及系带附着未见异常。

咬合检查

14-26反𬌗。

口内一般情况检查

菌斑（√）；牙石（√）；口臭（×）；溃疡/红肿/脓肿（×）。

影像学检查（图5-5-30）

CBCT示全口牙槽骨水平向缺损约1/6，下前牙唇舌侧骨量不足。

表5-5-3 牙科病史调查表

牙周病史	□是 √否	正畸治疗史	√是 □否
修复治疗史	□是 √否	口腔外科治疗史	√是 □否
牙体牙髓治疗史	□是 √否	颞下颌关节治疗史	□是 √否
磨牙症	□是 √否	口腔黏膜治疗史	□是 √否
其他	无特殊		

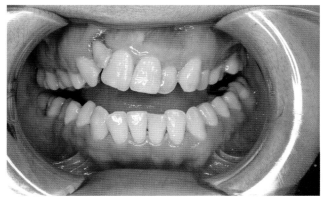
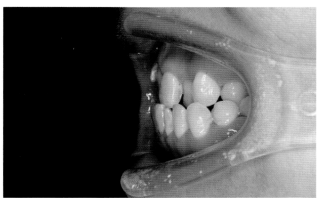

图5-5-29 初诊口内照

诊断

错𬌗畸形。

龋齿。

广泛型牙周炎Ⅰ期C级。

具体治疗步骤

牙周治疗

口腔卫生指导

口腔卫生宣教及指导。

牙周基础治疗

全口牙周行洁刮治，控制菌斑。

正畸治疗

正畸正颌联合治疗，术前去代偿，匹配上下牙列弓形，择期行牙槽突植骨及正颌手术，术后调整咬合。

牙周手术（图5-5-31~图5-5-38）

牙周加速成骨正畸治疗使用黏性骨块。

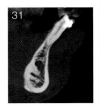 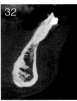 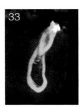 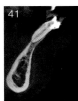 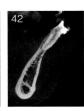 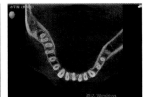

图5-5-30 术前影像学检查（CBCT）

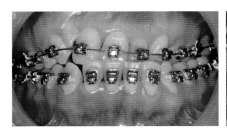 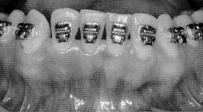 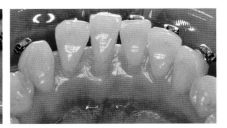

图5-5-31 术前口内照

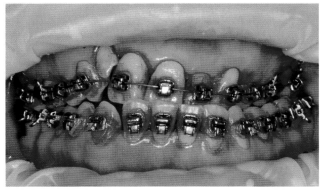 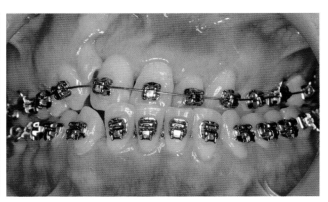

图5-5-32 术前染色，术前GBT后

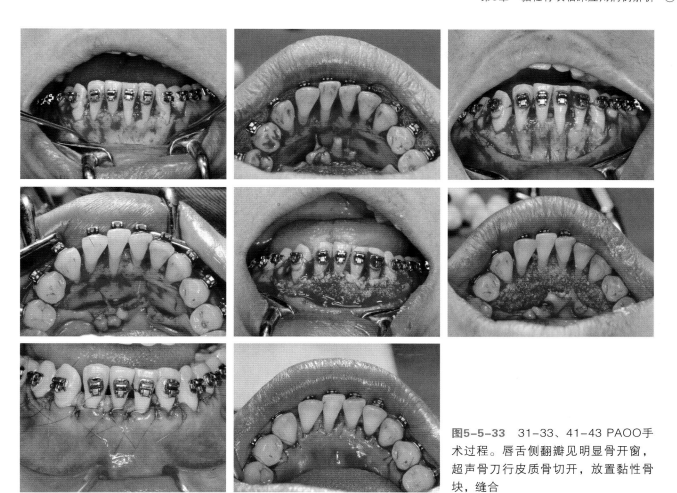

图5-5-33　31-33、41-43 PAOO手术过程。唇舌侧翻瓣见明显骨开窗，超声骨刀行皮质骨切开，放置黏性骨块，缝合

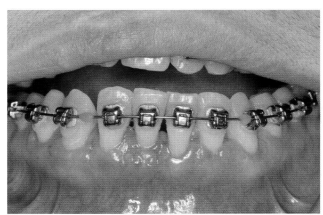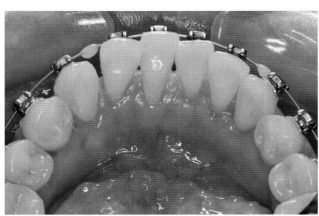

图5-5-34　术后2周拆线

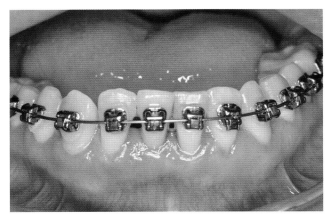
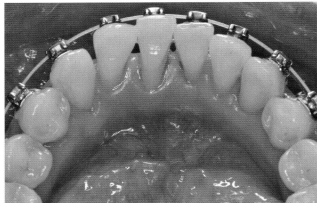

图5-5-35 术后3个月复查

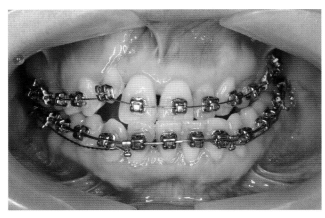
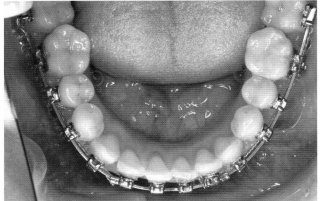

图5-5-36 术后11个月复查

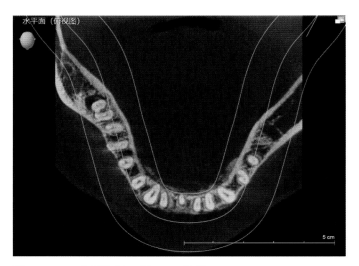

图5-5-37 术后即刻下颌CBCT横断面

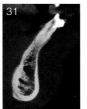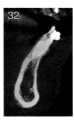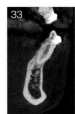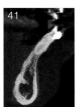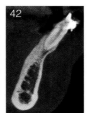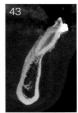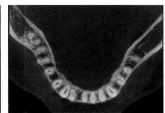

图5-5-38　术后11个月影像学检查

随访及维护

告知患者术后注意事项，再次进行口腔卫生宣教，嘱定期复诊。

讨论

本病例属于复杂的正畸病例，治疗过程常需要牙周医生参与，辅助进行相关的牙周手术。目前关于PAOO已有许多相关研究，但若说有一个定论性的标准术式，似乎还未建立。

本病例遵照正畸医生的控根考量进行PAOO手术，加速方面的考量不多，主要是希望增加骨量，降低控根风险。

PAOO手术在联合使用骨替代材料时，因材料只是类似"敷"在骨面，移位的风险较高，特别是舌侧，即使将胶原膜缝合在骨膜上再覆盖骨替代材料，仍然不能避免材料移位的风险。在使用黏性骨块后，大大降低了植骨难度，材料可以"附"在骨面上，术者可以较容易塑形，也可以减少膜的使用，尽可能少阻碍血供的同时也大大降低了患者的经济压力。目前PAOO手术中术者常规使用黏性骨块，需要注意的是，有时候优点也是缺点，黏性骨块可以"成片"放置在骨面，容易造成过度植骨。本病例也有这个问题，虽然结果总算是好的，但因为靠近龈缘处骨替代材料过多，术后有少量骨粉排溢，部分位点没有达成一期愈合。

第6节 | 黏性骨块在多学科联合治疗中的临床应用病例解析

黏性骨块在正畸-种植-修复多学科联合解决上前牙美学缺陷中的应用一例

📁 病例1

前言

本病例为单颗上前牙种植修复病例。患者上前牙区缺失牙齿4年，未行修复，今来我处就诊。经临床检查和评估，缺牙区间隙过小，难以达到良好的美学效果，且患者上颌前牙区牙槽骨骨量不佳，因此必须联合正畸治疗并进行水平向骨增量。本病例同时进行种植及骨增量，减少了手术次数，并取得令人满意的美学效果。

初诊情况

患者基本信息

性别：男

年龄：21岁

职业：学生

主诉

上前牙缺失4年余。

现病史

患者因颌面部外伤导致上前牙缺失，未行修复，影响美观，今就诊要求固定修复，恢复美观。

既往史

- **系统病史**

否认系统病史。

表5-6-1 牙科病史调查表

牙周病史	□ 是 √ 否	正畸治疗史	□ 是 √ 否
修复治疗史	□ 是 √ 否	口腔外科治疗史	√ 是 □ 否
牙体牙髓治疗史	□ 是 √ 否	颞下颌关节治疗史	□ 是 √ 否
磨牙症	□ 是 √ 否	口腔黏膜治疗史	□ 是 √ 否
其他	无特殊		

- **牙科病史**

  见表5-6-1。

- **个人社会史**

  不吸烟，不嗜酒。

家族史

无特殊。

全身情况

无特殊。

口腔检查

- **口外检查**（图5-6-1）

  颌面部检查

  面部对称、比例基本协调，直面型。

  颞下颌关节区检查

  双侧关节活动度较对称，无疼痛及偏斜，开口型无偏斜，肌肉无压痛，开口度约4.3cm。

- **口内检查**（图5-6-2）

  牙列检查

  21缺失，缺失区间隙过小，22舌向错位。36𬌗面树脂充填，叩诊无不适。上下前牙牙列拥挤。

软组织检查

舌、口底、前庭沟、唇颊、软硬腭、腺体等软组织及系带附着未见异常。

咬合检查

前牙覆𬌗覆盖正常。

牙尖交错位时咬合较稳定，双侧咬合基本对称。

口内一般情况检查

口内卫生情况良好，可见少量软垢，牙龈无明显红肿。

影像学检查（图5-6-3）

CBCT示21区颈部水平向可用骨量约3.5mm，垂直向可用骨量14~16mm；骨质正常，无疏松影像；邻牙根尖周无暗影。18、28、38、48阻生。

诊断

上颌肯氏Ⅲ类牙列缺损。

18、28、38、48阻生。

牙列不齐。

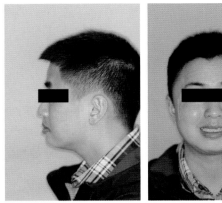
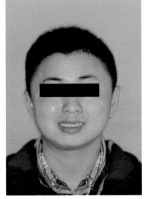
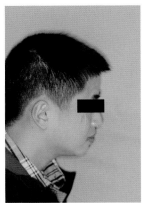

图5-6-1 初诊面像照

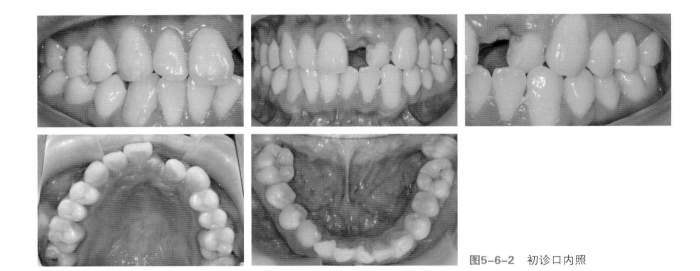

图5-6-2 初诊口内照

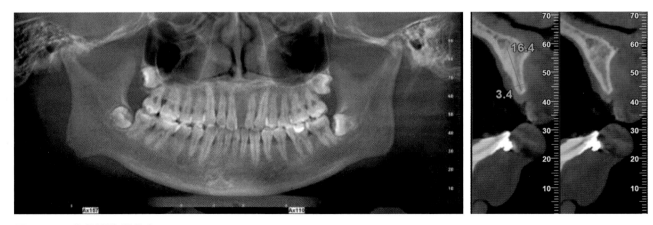

图5-6-3 术前影像学检查

治疗计划分析

向患者及家属交代病情，上颌中切牙缺失伴间隙过小，牙列不齐，牙周以及口腔卫生状况欠佳。基于口内检查和影像学表现，与患者充分沟通，告知患者治疗风险、治疗所需时间及费用，患者同意进行治疗，签署知情同意书。最终拟订治疗方案如下：

1. 拔除14、24、35、44及阻生齿后正畸治疗。
2. 正畸治疗后种植修复。

具体治疗步骤

口腔卫生指导、牙周基础治疗

对患者进行口腔卫生指导，转诊牙周科行牙周基础治疗。

正畸治疗

患者同意拔除14、24、35、44及阻生齿后正畸治疗牵引排齐牙列。通过联合正畸治疗，牵引21位点间隙同时排齐牙列，以达到后期种植固定修复空间。

数字化诊断饰面设计前牙修复方案（图5-6-4）

正畸治疗至21位点间隙充足后行种植及相关美学分析（表5-6-2），根据口内及影像学检查，设计数字化诊断饰面方案、患者知情同意后选择11、22贴面修复，21种植固定修复。

数字化种植方案设计（图5-6-5）

由CBCT可知，骨高度充足、厚度不足。故选择导板下全程引导种植，同期进行水平向骨增量。基于正畸治疗尚未结束，故设计金属导板。将不同的数字化信息导入种植规划软件，进

表5-6-2 种植美学风险评估表

风险因素	低	中	高
健康状况	健康，免疫功能正常		免疫功能低下
吸烟习惯	不吸烟	少量吸烟（＜10支/天）	大量吸烟（＞10支/天）
患者美学期望值	低	中	高
笑线	低位	中位	高位
牙龈生物型	低弧线，厚龈生物型	中弧线，中厚龈生物型	高弧线，薄龈生物型
牙冠形态	方圆形	卵圆形	尖圆形
位点感染情况	无	慢性	急性
邻牙牙槽嵴高度	到接触点＜5mm	到接触点5.5~6.5mm	到接触点＞7mm
邻牙修复状态	无修复体		有修复体
缺牙间隙的宽度	单颗牙＞7mm	单颗牙≤7mm	2颗牙或2颗牙以上
软组织解剖	软组织完整		软组织缺损
牙槽嵴解剖	无骨缺损	水平向骨缺损	垂直向骨缺损

行精准配准。基于剩余牙槽骨骨量，21位点拟植入Nobel Active 3.5mm×11.5mm锥形种植体（种植体位于唇侧龈缘下4mm，距离切牙管约0.7mm）；根据种植体三维位置，设计数字化种植半程导板。导板口内试戴，就位良好。

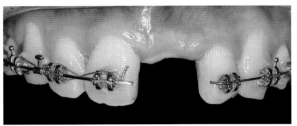
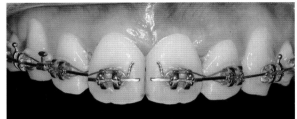
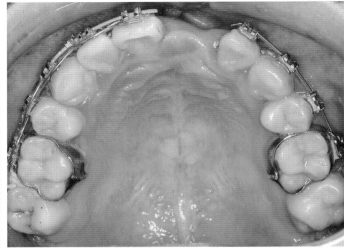

图5-6-4 数字化诊断饰面设计

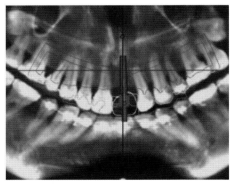
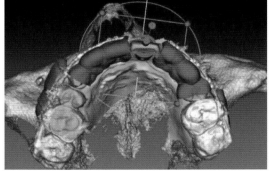
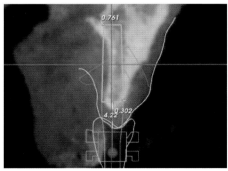
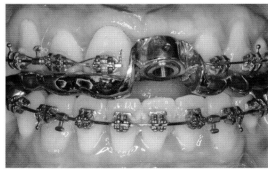

图5-6-5 数字化金属导板设计

制备黏性骨块（图5-6-6）

术前告知患者术中和术后可能出现的并发症以及相应的注意事项，患者签署知情同意书。用3管红色真空负压管和1管白色真空负压管抽取患者自体血，在离心机变速离心，离心完成后可见管内呈上黄、下红的分层，抽取白管上层自体纤维蛋白凝胶与骨粉混合，静置，制备黏性骨块。

种植一期手术及植骨（图5-6-7和图5-6-8）

常规消毒后进行种植位点局部浸润麻醉。于12、22远中行垂直切口，11、12、22行龈沟内切口，21牙龈上行水平切口，翻瓣，充分减张，在金属导板的引导下，先锋钻定深，扩孔钻逐级预备种植窝洞，放置方向指示杆确定方向后，将Nobel Active 3.5mm×11.5mm用25Ncm扭矩植

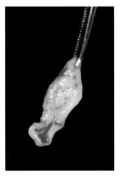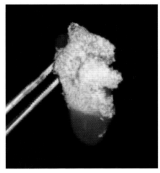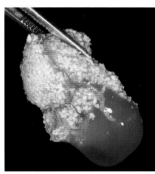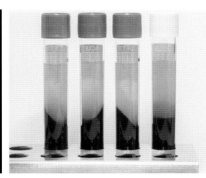

图5-6-6　制备黏性骨块

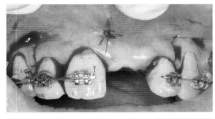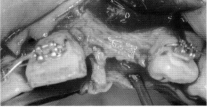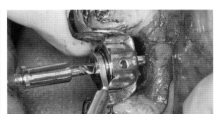

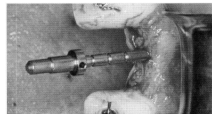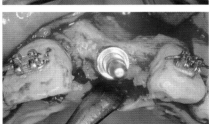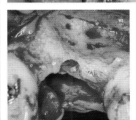

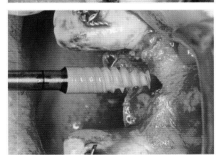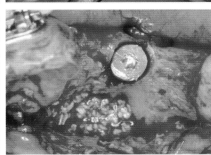

图5-6-7　切开翻瓣，金属导板下行种植体窝洞预备，植入种植体，唇侧预备滋养孔

入窝洞，旋入3.5mm×3mm愈合基台。唇侧骨板预备滋养孔，减张后分别于唇腭侧放置黏性骨块，覆盖可吸收生物膜及CGF膜，严密缝合切口。

种植二期手术（图5-6-9）

种植一期术后5个月，口内检查可见唇侧轮廓轻微塌陷，软组织愈合良好，于21牙槽嵴顶行横行切口，翻全厚瓣，修整赘生骨质及黏膜形态，切除腭侧软组织，移植缝合固定于缺牙区唇侧，改善唇侧软组织轮廓。取出3mm愈合基台，更换5mm高度愈合基台，缝合创口。

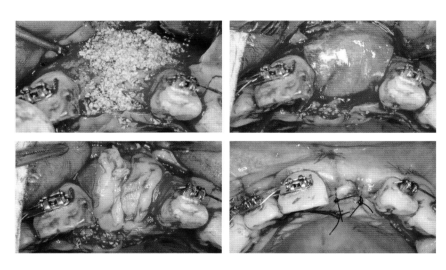

图5-6-8 唇侧及腭侧缺损区放置黏性骨块，覆盖可吸收生物膜及CGF膜，严密缝合

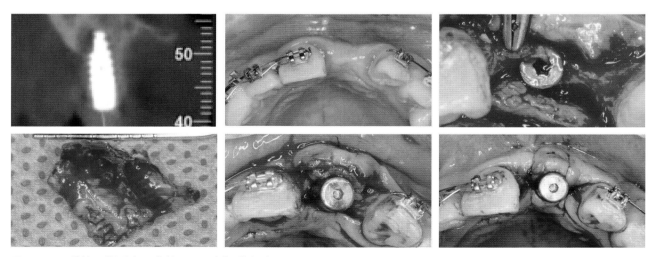

图5-6-9 种植二期手术，术前可见唇侧轻微塌陷

临时修复（图5-6-10）

　　二期手术2周后软组织愈合良好，唇侧轮廓得以改善。制取数字化印模，制作种植体支持式螺丝固位临时修复体。试戴修复体，固位、近远中邻面接触良好。将咬合调至与下前牙间隔约1mm，将扭矩调整至15Ncm，拍摄X线片确认基台完全就位，用特氟龙+复合树脂严密封闭螺丝孔。嘱患者保持局部清洁，告诫临时修复体仅美观功能，切不可啃咬食物。

最终修复（图5-6-11和图5-6-12）

　　拆除正畸托槽后口扫制作最终修复前诊断蜡型，制备硅橡胶导板翻制临时修复体。牙体预备，使用硅橡胶重体材料制作导板，注入VOCO临时冠桥树脂材料，将修复设计诊断饰面戴至患者口内，患者满意。制取数字化印模，比色制作最终修复体。

　　试戴修复基台和氧化锆全瓷冠，修复体形态、颜色均良好，近远中邻面接触理想。修复基台用手动扳手逐渐加扭矩至35Ncm。拍摄X线片检查确定基台完全就位后用特氟龙+树脂充填螺丝孔，使用双固化自粘接树脂水门汀粘固全瓷冠，去除边缘多余树脂水门汀，对11、22进行酸蚀及粘接贴面。最后调殆、抛光、消毒。患者对修复体形态、色泽、咬合均表示满意。进行口腔卫生宣教，告知患者种植修复体使用注意事项，嘱患者定期复查。

随访及维护（图5-6-13）

　　告知患者戴牙后注意事项，再次进行口腔卫生宣教，嘱定期复诊。

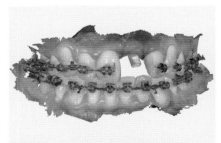
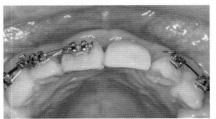
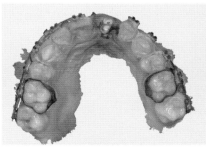
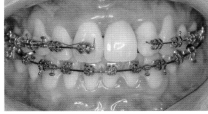
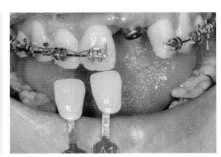

图5-6-10 制取数字化印模，比色，制作种植体支持式临时修复体

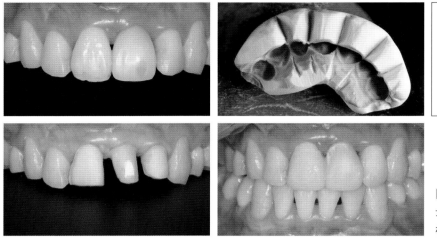

图5-6-11 拆除正畸托槽后口扫制作最终修复前诊断蜡型，制备硅橡胶导板翻制临时修复体

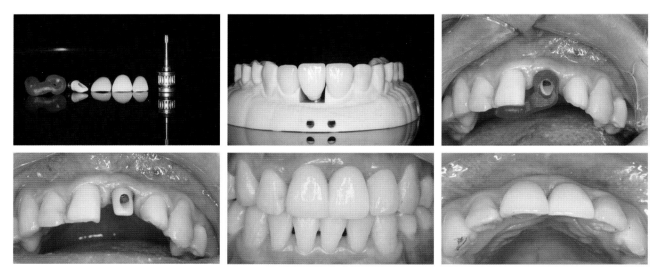

图5-6-12 戴入最终修复体

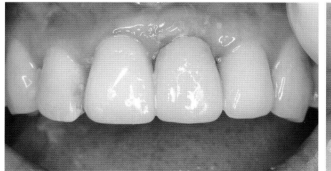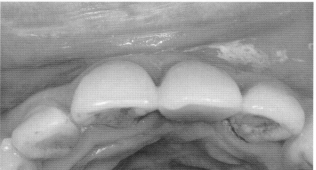

图5-6-13 术后6个月随访显示牙龈软组织、唇侧轮廓丰满度良好

讨论

患者初始情况为典型的外伤导致牙齿缺失，伴随牙列不齐导致修复空间不足。由于22位置过于舌倾，在此情况下无论是采用传统的固定桥修复或直接种植修复都无法获得理想的效果。通过初诊情况得知缺失区水平向的骨量不足、修复近远中空间不足以及牙列不齐等。因此，和患者充分沟通的情况下一致达成了先进行正畸治疗后再进行修复治疗的方案。由于骨量不足，本病例设计了数字化金属导板来辅助完成种植手术以获得理想的种植三维位置。在仅有的骨量中植入了种植体后，唇腭侧骨量均不足，因此我们在唇侧预备滋养孔后，在唇腭侧分别进行骨增量。黏性骨块的"黏性"可以让我们在对不利型骨缺损进行植骨时更好地稳定骨粉及材料，且CGF有利于创口的愈合，能在一定程度上降低术区早期感染风险并减轻术后反应。在6个月后复诊时检查口内发现，唇侧存在塌陷，因此进行了原位软组织移植以改善唇侧轮廓丰满度。在临时修复的塑形下获得了理想的穿龈轮廓后，11、21、22进行最终修复。患者满意最终修复效果。

黏性骨块在正畸–种植–修复多学科联合解决下前牙美学缺陷中的应用一例

➕ 病例2

前言

本病例为一例下颌前牙长期缺失牙种植修复病例。患者下前牙缺失多年，未行修复，今来我处就诊。经临床检查和评估，水平向骨量不足，因此需要达到良好效果必须进行骨增量。取得令人满意的骨增量效果，为后期种植手术提供足够的骨宽度和高度。

初诊情况

患者基本信息

性别：女

年龄：32岁

职业：公司职员

主诉

下颌前牙缺失多年。

现病史

下颌前牙缺失多年，影响美观，未行修复，今来就诊。

既往史

• **系统病史**

否认系统病史。

• **牙科病史**

见表5-6-3。

表5-6-3　牙科病史调查表

牙周病史	□ 是　√ 否	正畸治疗史	□ 是　√ 否
修复治疗史	□ 是　√ 否	口腔外科治疗史	√ 是　□ 否
牙体牙髓治疗史	□ 是　√ 否	颞下颌关节治疗史	□ 是　√ 否
磨牙症	□ 是　√ 否	口腔黏膜治疗史	□ 是　√ 否
其他	无特殊		

• 个人社会史

不吸烟，不嗜酒。

家族史

无特殊。

全身情况

无特殊。

口腔检查

• 口外检查（图5-6-14）

颌面部检查

面部对称、比例基本协调，直面型。

颞下颌关节区检查

双侧关节活动度较对称，无疼痛及偏斜，开口型无偏斜，肌肉无压痛，开口度约4.3cm。

• 口内检查（图5-6-15）

牙列检查

31缺失，缺失区间隙过小。

41残根。

软组织检查

舌、口底、前庭沟、唇颊、软硬腭、腺体等软组织及系带附着未见异常。

咬合检查

骨性Ⅱ类，下颌后缩，高角。

口内一般情况检查

口内卫生情况一般，全口可见少量软垢，牙龈稍红肿。

影像学检查（图5-6-16）

CBCT示31可用牙槽骨高度为13～14mm、宽度为3～4mm，骨质正常，无疏松影像，邻牙根尖周无暗影。

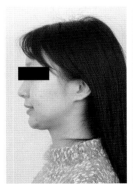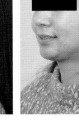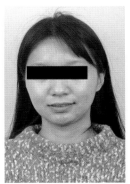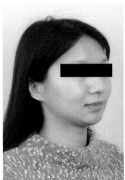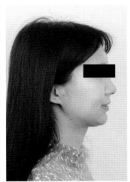

图5-6-14 初诊面像照

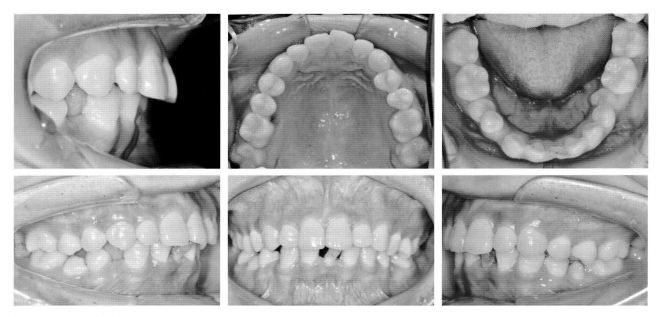

图5-6-15 初诊口内照

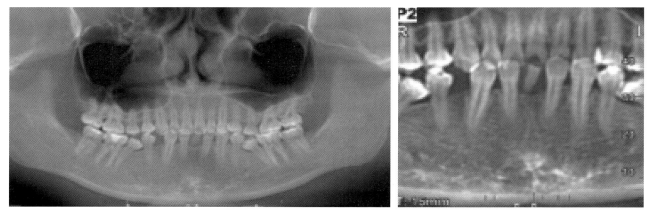

图5-6-16 术前影像学检查

诊断

41残根。

骨性Ⅱ类，下颌后缩，高角。

下颌肯氏Ⅳ类牙列缺损。

治疗计划分析

该患者下颌前牙长期缺失伴骨量不足，牙周以及口腔卫生状况较差，咬合关系紊乱。基于口内检查与影像学表现，与患者充分沟通，告知患者治疗风险、治疗所需时间及费用，签署知情同意书，患者同意进行治疗。最终拟订治疗方案如下：

1. 拔除41、14、24、34、44后正畸治疗。
2. 正畸治疗后31、41种植修复。

具体治疗步骤

口腔卫生指导、牙周基础治疗

对患者进行口腔卫生指导，转诊牙周科行牙周基础治疗。

正畸治疗（图5-6-17）

患者知情同意拔除41、14、24、34、44后正畸治疗牵引排齐牙列。通过联合正畸治疗，牵引41、42位点间隙同时排齐牙列，以达到后期种植固定修复空间。

种植一期手术及植骨（图5-6-18和图5-6-19）

术前对患者进行种植及相关美学风险分析（表5-6-4），告知患者术中及术后可能出现的并发症以及相应的注意事项，患者签署知情同意书。用3管红色真空负压管和1管白色真空负压管

表5-6-4　种植美学风险评估表

风险因素	低	中	高
健康状况	健康，免疫功能正常		免疫功能低下
吸烟习惯	不吸烟	少量吸烟（＜10支/天）	大量吸烟（＞10支/天）
患者美学期望值	低	中	高
笑线	低位	中位	高位
牙龈生物型	低弧线，厚龈生物型	中弧线，中厚龈生物型	高弧线，薄龈生物型
牙冠形态	方圆形	卵圆形	尖圆形
位点感染情况	无	慢性	急性
邻牙牙槽嵴高度	到接触点＜5mm	到接触点5.5～6.5mm	到接触点＞7mm
邻牙修复状态	无修复体		有修复体
缺牙间隙的宽度	单颗牙＞7mm	单颗牙≤7mm	2颗牙或2颗牙以上
软组织解剖	软组织完整		软组织缺损
牙槽嵴解剖	无骨缺损	水平向骨缺损	垂直向骨缺损

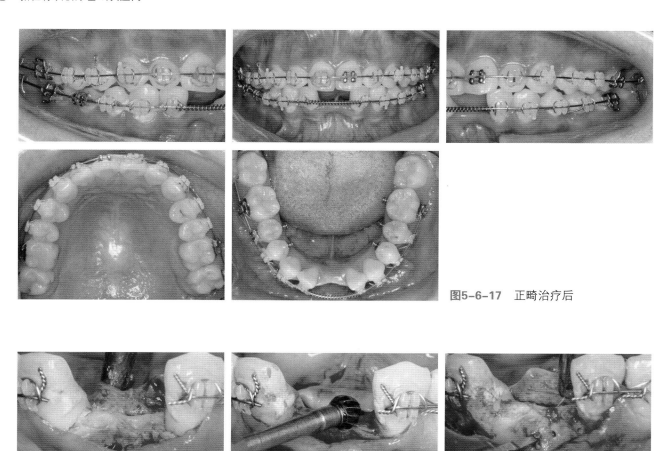

图5-6-17 正畸治疗后

图5-6-18 种植一期，植入种植体，旋入覆盖螺丝，唇侧预备滋养孔

抽取患者自体血，在离心机变速离心，离心完成后可见管内呈上黄、下红的分层，抽取白管上层自体纤维蛋白凝胶，与骨粉混合，加入CGF，静置，制备黏性骨块。常规消毒后进行种植位点局部浸润麻醉。于缺损区域牙槽嵴顶切口，翻瓣，充分减张，使用球形钻修整骨面，唇侧预备滋养孔，随后于31位点先锋钻定深，扩孔钻逐级预备种植窝洞，插入方向指示杆确定方向后，将Straumann BL 3.3mm×10mm骨水平柱形种植体用25Ncm扭矩植入窝洞，旋入覆盖螺丝。唇侧放置黏性骨块，覆盖可吸收生物膜及CGF膜，膜钉固定生物膜，充分减张后严密缝合切口。

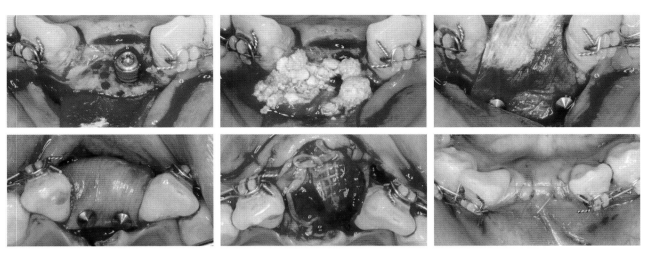

图5-6-19　缺损区域放置黏性骨块，覆盖可吸收生物膜，膜钉固定膜，表面覆盖CGF膜，减张缝合

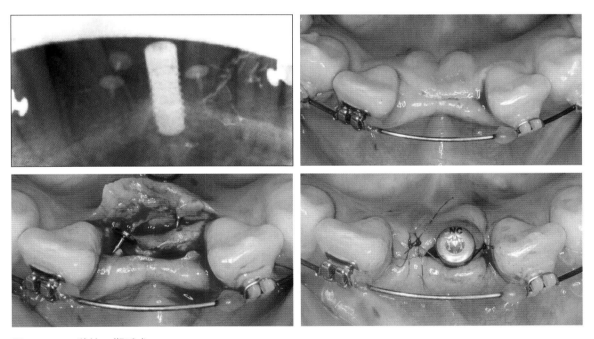

图5-6-20　种植二期手术

种植二期手术（图5-6-20）

一期术后6个月影像学检查可见种植体稳定，骨增量效果稳定；口内检查发现角化龈不足。二期手术时行偏舌侧切口，去除膜钉后换愈合基台，缝合创口。

临时修复（图5-6-21）

二期术后2周可见软组织愈合良好。制取印模，比色制作种植支持式临时修复体。种植术后旋下愈合基台，口内试戴临时修复体，将咬合调至与下前牙间隔约1mm，将扭矩调整至15Ncm，用特氟龙+复合树脂严密封闭螺丝孔。嘱患者保持局部清洁；告诫临时修复体仅美观功能，切不可啃咬食物。

最终修复（图5-6-22和图5-6-23）

临时修复后3个月口内检查，可见31、41牙龈乳头丰满度良好。制取数字化印模，比色制作最终

修复体。2周后试戴修最终复体，修复体形态、颜色均良好，近远中邻面接触理想。修复基台用手动扳手逐渐加扭矩至35Ncm。拍摄X线片检查确定基台完全就位后用特氟龙+复合树脂充填螺丝孔，调𬌗、抛光、消毒。患者对修复体形态、色泽、咬合均表示满意。进行口腔卫生宣教，告知患者种植修复体使用注意事项，嘱患者定期复查。

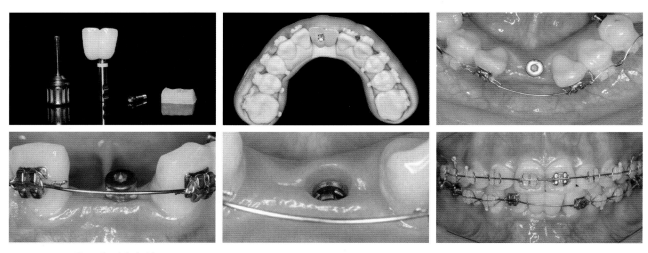

图5-6-21 戴入临时修复体

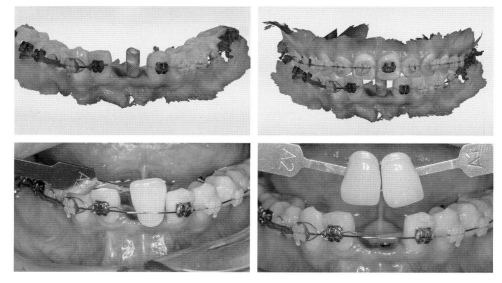

图5-6-22 制取数字化印模，比色，制作最终修复体

随访及维护（图5-6-24）

告知患者戴牙后注意事项，再次进行口腔卫
生宣教，嘱定期复诊。

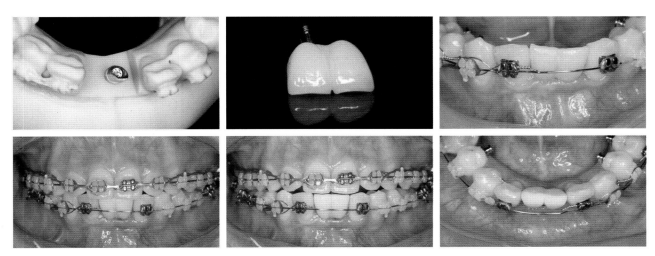

图5-6-23　戴牙后口内照

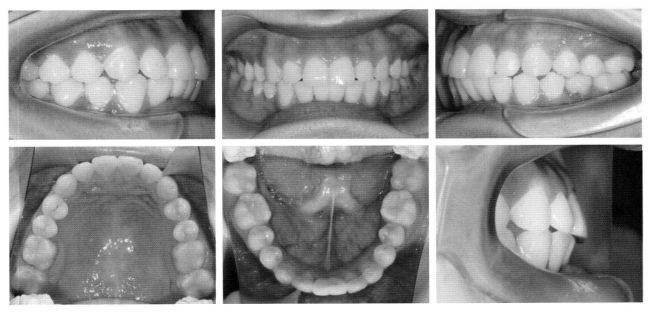

图5-6-24　戴牙3个月后拆除矫治器口内照

黏性骨块在正畸–种植–修复多学科联合解决上前牙美学缺陷中的应用一例

➕ 病例3

前言

本病例为一例上颌前牙缺损及过小牙种植修复病例。患者上前牙缺损多年，未行修复，今来我处就诊。经临床检查和评估，患者前牙牙冠比例不佳，牙列不齐，缺失区存在水平向骨吸收，因此采取正畸治疗联合种植、全冠修复，最终取得令人满意的美学效果。

初诊情况

患者基本信息

性别：女

年龄：20岁

职业：学生

主诉

上颌前牙缺损5年。

现病史

上颌前牙缺损5年，影响美观，未行修复，今来就诊。

既往史

• **系统病史**

否认系统病史。

• **牙科病史**

见表5–6–5。

表5–6–5　牙科病史调查表

牙周病史	□ 是　√ 否	正畸治疗史	□ 是　　√ 否
修复治疗史	√ 是　□ 否	口腔外科治疗史	□ 是　　√ 否
牙体牙髓治疗史	√ 是　□ 否	颞下颌关节治疗史	□ 是　　√ 否
磨牙症	□ 是　√ 否	口腔黏膜治疗史	□ 是　　√ 否
其他	无特殊		

• 个人社会史

不吸烟，不嗜酒。

家族史

无特殊。

全身情况

无特殊。

口腔检查

• 口外检查（图5-6-25）

颌面部检查

面部对称、比例基本协调，直面型。

颞下颌关节区检查

双侧关节活动度较对称，无疼痛及偏斜，开

口型无偏斜，肌肉无压痛，开口度约4.3cm。

• 口内检查（图5-6-26）

牙列检查

11残根。12、22过小牙。前牙冠长过短。

软组织检查

舌、口底、前庭沟、唇颊、软硬腭、腺体等软组织及系带附着未见异常。

咬合检查

前牙深覆𬌗、深覆盖。

口内一般情况检查

口内卫生情况一般，全口可见少量软垢。

影像学检查（图5-6-27）

CBCT示11残根；18、28、38、48阻生。骨质正常，无疏松影像，邻牙根尖周无暗影。

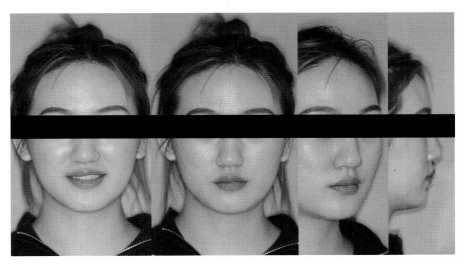

图5-6-25　初诊面像照

253

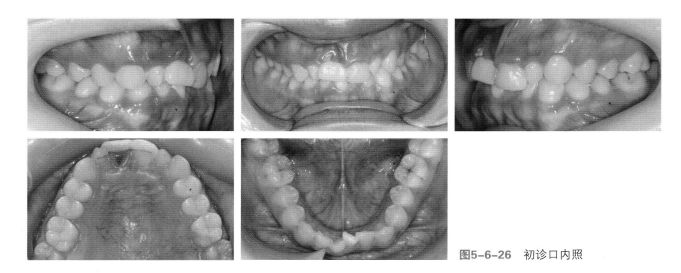

图5-6-26 初诊口内照

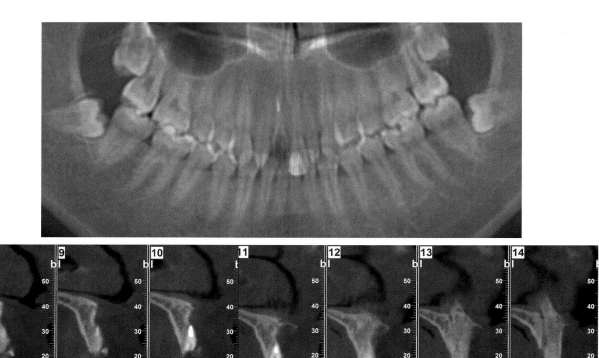

图5-6-27 术前影像学检查

诊断

骨性Ⅱ类，下颌后缩，高角。

11牙体缺损。

治疗计划分析

向患者及家属交代病情，患者上颌中切牙严重缺损，11残根无法保留，21曾行修复，12、22均为过小牙，前牙比例不协调，主要表现为牙冠长度不足，全口剩余牙体情况良好，牙周以及口腔卫生状况不佳。基于口内检查与影像学表现，与患者充分沟通，告知患者手术风险、治疗所需时间及费用，患者同意进行治疗，签署知情同意书。最终拟订治疗方案如下：

1. 拔除11残根后正畸治疗。

2. 正畸治疗后11种植修复，12、21、22全冠修复。

具体治疗步骤

口腔卫生指导、牙周基础治疗

对患者进行口腔卫生指导，转诊牙周科行牙周基础治疗。

正畸治疗（图5-6-28）

患者知情同意拔除11残根后正畸治疗牵引排齐牙列，以达到后期理想种植固定修复空间。

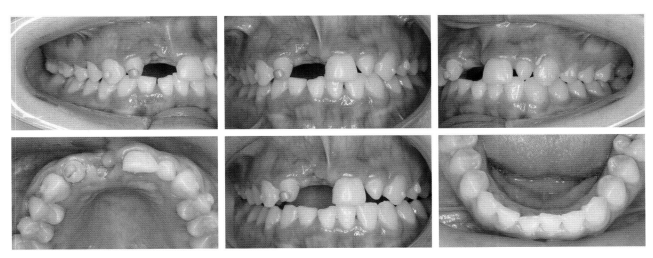

图5-6-28　正畸治疗后

数字化诊断饰面及设计前牙修复方案（图5-6-29）

术前拍摄美学分析及设计所需要的口内照与面像照，数字化口扫获取牙列模型，进行二维及数字化美学分析与设计。美学设计：由于患者牙冠长度不足，21宽长比为82%，息止颌位上颌牙齿暴露量3～4mm，可考虑稍微减少切牙切端，11缺牙区较同名牙宽，12、22为过小牙，通过冠延长及全冠修复改善牙冠比例。

数字化种植方案设计（图5-6-30）

对患者进行种植及相关美学风险分析（表5-6-6），由患者CBCT可知，患者骨高度充足、厚度不足。故选择导板下引导种植同期进行水平向骨增量。将不同的数字化信息导入种植规划软件，进行精准配准。基于剩余牙槽骨骨量，11放置Nobel Active 3.5mm×13mm种植体，根据种植体三维位置，设计数字化种植导板。同时根据最终美学效果设计21、22冠延长导板。

为更好满足术中良好视野及种植时冷却，设计金属种植导板。将3D打印的金属导板和冠延长导板在模型上试戴，导板就位良好。

冠延长手术（图5-6-31）

术前告知患者术中及术后可能出现的并发症以及相应的注意事项，患者签署知情同意书。用3管红色真空负压管和1管白色真空负压管抽取患者自体血，在离心机变速离心，离心完成后可见管内呈上黄、下红的分层。抽取白管上层自体纤维蛋白凝胶与骨粉混合，静置，制备黏性骨块。常规消毒后进行手术位点局部浸润麻醉。安装冠延长导板并确认完全就位后，使用15c刀片切除21、22牙龈，随后进行唇系带修整术。

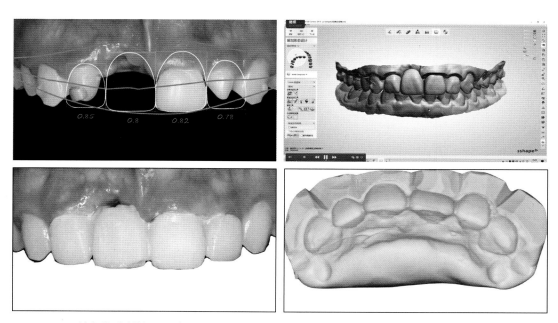

图5-6-29 数字化诊断饰面设计

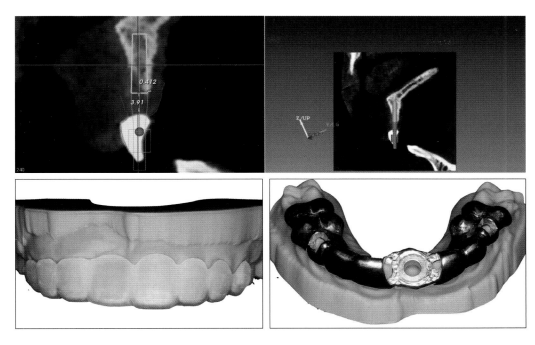

图5-6-30 数字化设计冠延长导板及种植导板

表5-6-6　种植美学风险评估表

风险因素	低	中	高
健康状况	健康，免疫功能正常		免疫功能低下
吸烟习惯	不吸烟	少量吸烟（＜10支/天）	大量吸烟（＞10支/天）
患者美学期望值	低	中	高
笑线	低位	中位	高位
牙龈生物型	低弧线，厚龈生物型	中弧线，中厚龈生物型	高弧线，薄龈生物型
牙冠形态	方圆形	卵圆形	尖圆形
位点感染情况	无	慢性	急性
邻牙牙槽嵴高度	到接触点＜5mm	到接触点5.5～6.5mm	到接触点＞7mm
邻牙修复状态	无修复体		有修复体
缺牙间隙的宽度	单颗牙＞7mm	单颗牙≤7mm	2颗牙或2颗牙以上
软组织解剖	软组织完整		软组织缺损
牙槽嵴解剖	无骨缺损	水平向骨缺损	垂直向骨缺损

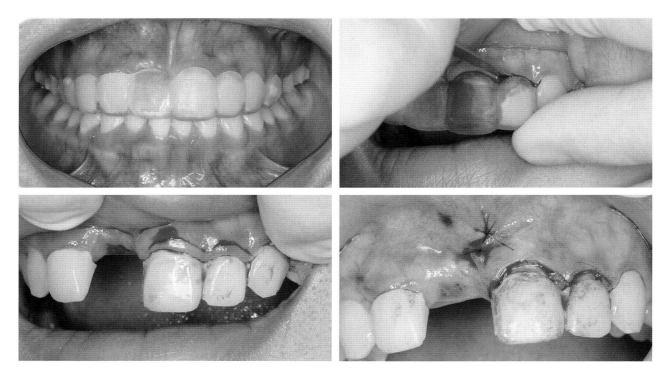

图5-6-31 冠延长手术及唇系带修整术

种植一期手术（图5-6-32和图5-6-33）

于缺损区域行牙槽嵴顶切口，翻瓣，安装金属导板后再次确认完全就位，在导板引导下于11位点使用先锋钻定深，逐级扩孔，插入方向指示杆确认方向后，将Nobel Active NP 3.5mm×13mm种植体植入，初期扭矩达到35Ncm以上，旋入愈合基台。充分减张后，唇侧骨板预备滋养孔，减张后放置黏性骨块，覆盖可吸收生物膜及CGF膜，严密缝合切口。

种植二期手术（图5-6-34和图5-6-35）

术后3个月CBCT检查，可见唇侧骨壁有新骨形成，种植体位置良好。口内检查发现唇侧轮廓丰满度不足。常规消毒后进行手术位点局部浸润麻醉。缺损区域去上皮化后做一偏腭侧半厚瓣切口，将腭侧带蒂软组织翻转至唇侧，更换愈合基台，缝合创口。

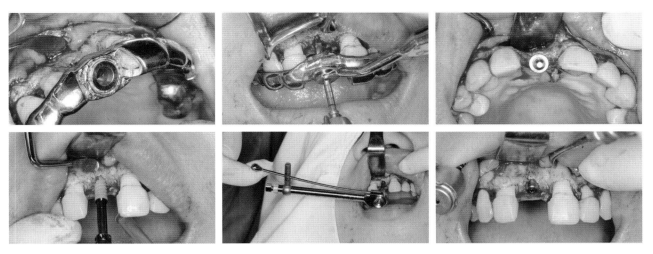

图5-6-32 种植一期手术，金属导板全程引导下预备种植窝洞

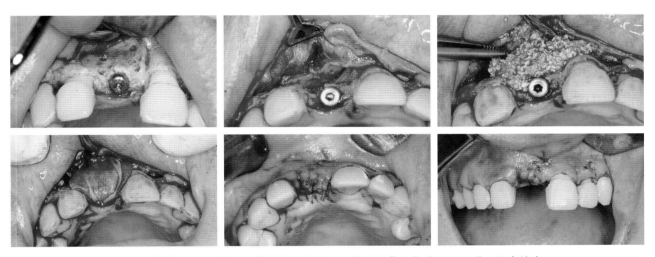

图5-6-33 充分减张，唇侧骨板预备滋养孔，放置黏性骨块，覆盖可吸收生物膜及CGF膜，严密缝合

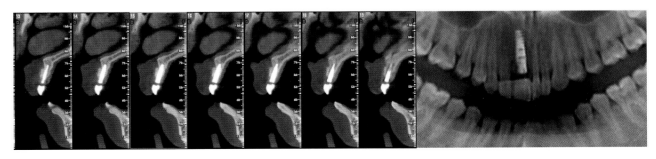

图5-6-34 术后3个月CBCT检查

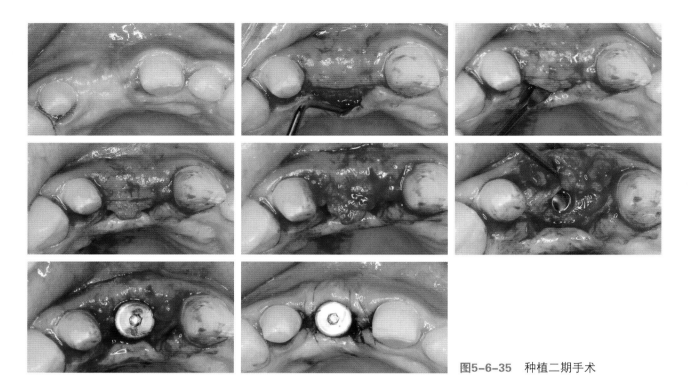

图5-6-35 种植二期手术

临时修复（图5-6-36～图5-6-38）

术后2周可见唇侧丰满度有所改善，进行临时修复体设计，使用硅橡胶重体材料制作导板，注入VOCO临时冠桥树脂材料，将修复设计诊断饰面戴至患者口内，患者满意。种植术后旋下愈合基台，安装替代体，常规聚醚硅橡胶制取印模，技工室制作临时修复体。高度抛光，消毒，口内试戴，将咬合调至与下前牙间隔约1mm，将扭矩调整至15Ncm，拍摄X线片确认基台完全就位，用特氟龙+复合树脂严密封闭螺丝孔。嘱患者保持局部清洁；告诫临时修复体仅美观功能，切不可啃咬食物。

最终修复（图5-6-39和图5-6-40）

临时修复后6个月口内检查，可见12-22牙龈乳头丰满度良好。制取数字化印模，比色制作最终修复体。2周后21试戴ASC螺丝固位氧化锆全瓷冠及11、21、22全瓷冠，修复体形态、颜色均良好，近远中邻面接触理想。修复基台用手动扳手逐渐加扭矩至35Ncm。拍摄X线片检查确定基台完全就位后用特氟龙+树脂充填螺丝孔，调𬌗、抛光、消毒。患者对修复体形态、色泽、咬合均表示满意。

随访及维护（图5-6-41和图5-6-42）

进行口腔卫生宣教，告知患者种植修复体使用注意事项，嘱患者定期复查。

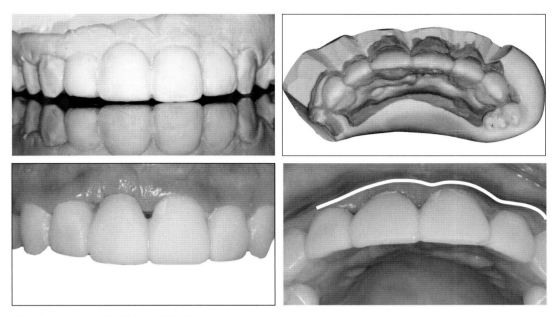

图5-6-36 术后2周制作诊断饰面

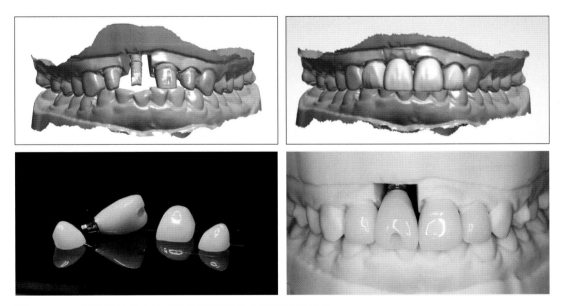

图5-6-37 制作种植体支持式临时修复体及全冠临时修复体

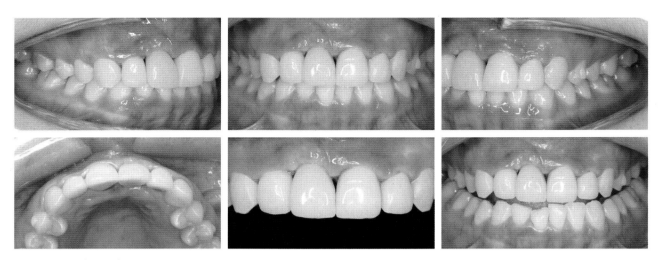

图5-6-38 临时修复

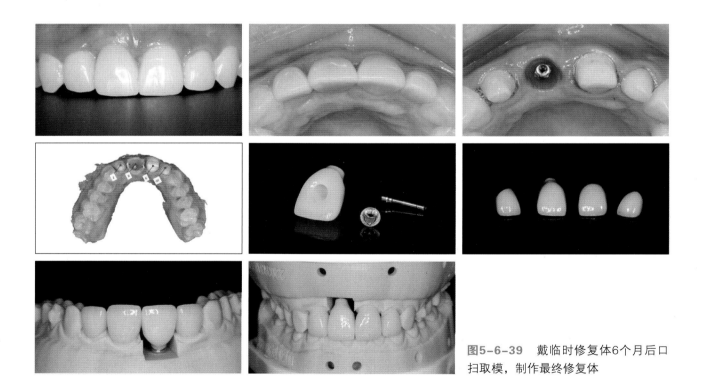

图5-6-39 戴临时修复体6个月后口扫取模，制作最终修复体

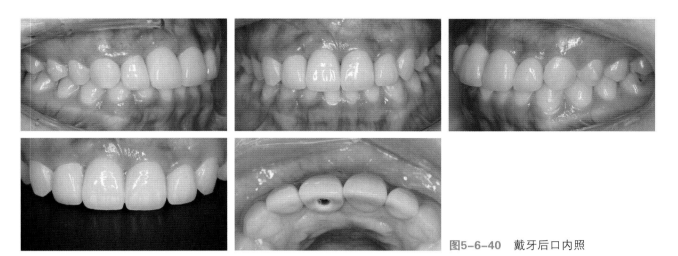

图5-6-40　戴牙后口内照

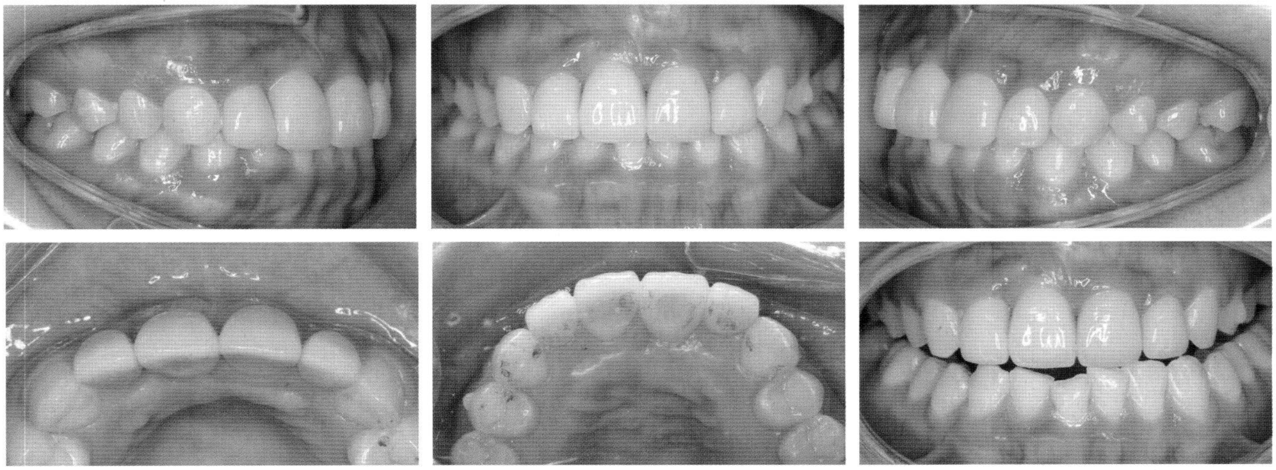

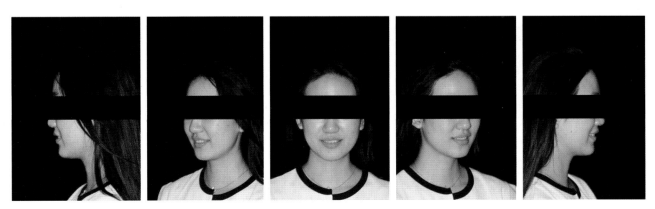

图5-6-41　戴牙后6个月复查口内照

图5-6-42　戴牙后6个月复查面像照

图文编辑

张　浩　刘玉卿　肖　艳　刘　菲　康　鹤　王静雅　纪凤薇　杨　洋　戴　军　张军林

图书在版编目（CIP）数据

黏性骨块临床基础及应用 / 撒悦，李军主编. —沈阳：辽宁科学技术出版社，2024.6
ISBN 978-7-5591-3377-9

Ⅰ. ①黏…　Ⅱ. ①撒… ②李…　Ⅲ. ①种植牙—基本知识　Ⅳ. ①R782.12

中国国家版本馆CIP数据核字（2024）第019000号

出版发行：辽宁科学技术出版社
　　　　　（地址：沈阳市和平区十一纬路25号　邮编：110003）
印　刷　者：凸版艺彩（东莞）印刷有限公司
经　销　者：各地新华书店
幅面尺寸：210mm×285mm
印　　张：17.75
插　　页：4
字　　数：350千字
出版时间：2024年6月第1版
印刷时间：2024年6月第1次印刷
出　品　人：陈　刚
责任编辑：殷　欣　张　晨
封面设计：周　洁
版式设计：周　洁
责任校对：李　硕

书　　号：ISBN 978-7-5591-3377-9
定　　价：298.00元

投稿热线：024-23280336
邮购热线：024-23280336
E-mail:cyclonechen@126.com
http://www.lnkj.com.cn